ADHD
IN ADULTS

성인 ADHD

Advances in Psychotherapy
Evidence-Based Practice

Brian P. Daly   Elizabeth Nicholls   Ronal T. Brown

옮긴이 **홍민하**

성인 ADHD

첫째판 1쇄 인쇄 | 2021년 1월 04일
첫째판 1쇄 발행 | 2021년 1월 15일

지 은 이 Brian P. Daly, Elizabeth Nicholls, Ronald T. Brown
옮 긴 이 홍민하
발 행 인 장주연
출판기획 장희성
책임편집 오수진
표지디자인 김재욱
편집디자인 유현숙
발 행 처 군자출판사
등록 제4-139호(1991.6.24)
(10881) 파주출판단지 경기도 파주시 회동길 338(서패동 474-1)
전화 (031)943-1888 팩스 (031)955-9545
www.koonja.co.kr

Attention Deficit / Hyperactivity Disorder in Adults
by Brian P. Daly, Elizabeth Nicholls, Ronald T. Brown

ISBN 979-11-5955-641-8
정가 18,000원

ADHD
IN ADULTS

저자에 관하여

Brian P. Daly, PhD
Drexel 대학의 심리학 조교수이자 실습수련 책임자이다. 소아 정신병리, 소아만성질환, 학교정신건강에 관련된 2편의 저서, 26편의 학술논문, 20챕터를 집필하였다.

Elizabeth Nicholls, MS
Brian P. Daly 교수의 지도하에 Drexel 대학에서 임상심리학 박사과정에 있다. 관심연구분야는 소아 질병과 의학 외상의 심리사회적 후유증이며, 구체적으로 소외된 인구와 소수 인종/민족 집단의 구성원에 관한 것이다.

Ronald T. Brown, PhD, ABPP
North Texas 대학의 총장이자 심리학 교수이다. 미국 디트로이트의 Wayne 주립대학에서 교무부총장과 수석부총장을 역임하였다. 여러 다양한 단체의 지도자를 맡고 있다.

ADHD
IN ADULTS

감사의 글

Daly 박사는 훌륭한 배우자, 친구, 부모인 아내 Kristin에게 감사의 뜻을 표합니다. 아내 Kristin의 열정과 정신이 아름답습니다. 수년동안 형제자매들의 지지, 우정, 지도에 대해서도 감사드립니다. 또한 Daly 박사는 현재와 과거의 실험실 구성원들의 노력과 공헌에 감사드립니다.
Elizabeth Nicholls는 남편 Billy, 여동생 Rebecca, 멘토인 Daly 박사와 Arango-Lasprilla 박사, 동료들의 지지와 격려에 감사드립니다.
Brown 박사는 수년동안 함께 해온 ADHD 어린이와 성인이 그에게 가르쳐준 교훈과 그의 학문적 노력에 흔들리지 않는 지원을 해준 이 분야의 멘토들에게 감사의 말을 전합니다.

역자서문

성인 ADHD에 대해서 공부를 하고 환자들을 만나면서, 믿을만한 정보를 잘 정리한 서적이 많지 않아 늘 아쉬움이 남았었습니다. 그러던 차에 반건호 지도 교수님께 성인 ADHD 책을 받았습니다.

이 책은 지금까지 발표된 성인 ADHD에 대한 자료를 기반으로 간결하게 정리하였고, 일선 현장에서 일하는 전문가와 성인 ADHD에 관심이 있는 비전문가 모두에게 도움이 되는 책이라 생각합니다.

더불어, 이 책의 초독에 참여해 준 서원우 선생님을 포함하여 이규홍, 최인영, 공병훈, 손동훈, 이혜민, 김숙진, 최휘영 선생님과 집필 기간 동안 도움과 지지를 보내주신 출판사에 감사의 뜻을 전합니다.

목차

목차

ADHD
IN ADULTS

1
설명

Brian P. Daly, PhD
Elizabeth Nicholls, MS
Ronald T. Brown, PhD, ABPP

ADHD in Adults

1 설명

1.1 용어

주의력결핍 과잉행동장애(이하 ADHD)는 지속적인 부주의와 과잉 행동 및 충동적인 증상들이 아동기 동안 나타나며, 그로 인해 여러 상황들에서 기능적으로 손상되는 것이 특징인 신경발달장애이다. 이 책에서 ADHD는 성인기를 포함하여 일생 동안 지속되는 것으로 본다. 정신질환의 진단 및 통계 편람 제5판[DSM-5; American Psychiatric Association (APA), 2013]에서는 이 질환에 대해 다음 진단 코드를 인정하였다.

314.01 주의력결핍 과잉행동장애, 복합형

314.00 주의력결핍 과잉행동장애, 주의력결핍 우세형

314.01 주의력결핍 과잉행동장애, 과잉행동/충동 우세형

314.01 달리 명시된 주의력결핍 과잉행동장애

314.01 명시되지 않는 주의력결핍 과잉행동장애

국제 질병 분류 10판, 임상적 개정(International Classification of Disease, 10th Edition, Clinical Modification, 이하 ICD-10-CM)은 ADHD를 코드 F90.9 주의력결핍 과잉행동 과 F90.0 과잉행동이 없는 주의력결핍 아래에 분류해 놓았다. 1700년대 후반에 처음 의학문헌에 기술되어(Barkley & Peters, 2012), ADHD 관련 증상들은 이전에 '미세 뇌손상', '미세 두뇌 기능장애', '과운동 충동장애', '아동기 과행동증후군', '아동기 과운동성 반응', '주의력 결핍장애'들을 포함하는 명칭으로 언급되었다(Taylor, 2011). 용어의 변화는 일반적으로 질환의 병인, 증상 그리고 처치에 근거한 이론적 개념의 진화를 반영한다.

1.2 정의

1.2.1. 진단 기준

DSM-5에 따르면 ADHD는 다음 표 1에 기재된 진단 기준으로 정의되는 "기능이나 발달을 방해하는 부주의나 과잉행동-충동성의 지속적인 패턴"을 나타낸다(APA, 2013, p.61).

표 1. ADHD의 DSM-5 진단기준

A. 부주의 또는 과잉행동-충동성이 (1) 또는 (2)로 특징지워지는 것처럼 지속적으로 기능이나 발달을 저해하는 패턴
1. 부주의: 다음 9개 증상 중에서 6개(혹은 그 이상) 증상이 발달학적 수준과 맞지 않고, 사회, 학업/직업 기능에 직접적으로 부정적인 영향을 미치는 정도로 최소 6개월 이상 지속됨. 주의점: 증상은 단지 적대적 행동, 반항, 적대감, 혹은 업무나 지시를 이해하지 못해서 나타나는 것이 아니어야 한다. 후기 청소년과 성인(17세 이상)은 최소 5개 증상이 요구됨(강조 추가됨).

a. 학업, 직업이나 다른 활동을 할 때 부주의한 실수를 하거나 세심하게 주의를 기울이지 못함(예: 자세한 사항들을 간과하거나 놓침,작업이 부정확함)
b. 일이나 놀이에 집중을 유지하기 어려움(예: 강의, 대화 또는 긴 글을 읽는 동안 집중을 유지하기 어려움)
c. 다른 사람이 직접 말해도 듣지 않는 것처럼 보임
d. 지시를 완수하지못하며 학업, 잡일, 또는 작업장에서의 임무를 수행하지 못함(예: 업무 시작은 하지만 빨리 집중력을 잃고, 곁길로 샘)
e. 업무 및 활동을 조직적으로 하기 어려움(예: 순차적인 업무를 처리하는 데 어려움, 물건이나 소지품을 정리하는 데 어려움, 지저분하고 체계적이지 못한 작업, 시간관리를 못함, 마감기한을 지키지 못함)
f. 지속적인 정신력을 요하는 작업을 싫어하거나, 꺼림(예: 학업이나 숙제, 후기 청소년과 성인에서는 보고서 준비하기, 서류 작성하기, 긴 서류 검토하기)
g. 업무나 활동에 필요한 물건을 자주 잃어 버림(예: 준비물, 연필, 책, 도구, 지갑, 열쇠, 서류, 안경, 휴대폰)
h. 외부 자극에 쉽게 주의가 산만해짐(후기 청소년과 성인의 경우에는 관련없는 생각들이 포함될 수 있음)
i. 일상적인 활동을 자주 잊어버림(예: 잡일하기, 심부름하기, 전화 회답하기, 약속 지키기)

2. 과잉행동–충동성: 다음 9개 증상 중에서 6개(혹은 그 이상) 증상이 발달학적 수준과 맞지 않고, 사회, 학업/직업 기능에 직접적으로 부정적인 영향을 미치는 정도로 최소 6개월 이상 지속됨. 주의점: 증상은 단지 적대적 행동, 반항, 적대감, 혹은 업무나 지시를 이해하지 못해서 나타나는 것이 아니어야 한다. 후기 청소년과 성인(17세 이상)은 최소 5개 증상이 요구됨

a. 손발을 꼼지락거리거나 자리에 가만히 앉아 있지 못함
b. 가만히 앉아 있어야 하는 장소에서 자리를 떠남(예: 교실, 사무실, 다른 업무 현장, 또는 제자리를 지키는 게 요구되는 상황에서 자리를 이탈) 다른 장소에서 자리를 떠남
c. 부적절하게 뛰어다니거나 기어오름(주의점: 청소년이나 성인에서는 안절부절 못한다는 주관적 느낌으로 나타남)
d. 조용히 놀이나 여가활동에 참여하거나 즐기지 못함
e. 종종 "끊임없이 활동하거나" "모터가 달린 것"처럼 행동함(예: 음식점이나 회의실에 장시간 동안 가만히 있을 수 없거나 불편해함, 다른 사람에게 가만히 있지 못하는 것처럼 보이거나 가만히 있기가 어려워 보일 수 있음)
f. 종종 말을 지나치게 많이 함
g. 종종 질문이 다 끝나기도 전에 불쑥 대답함(예: 다른 사람의 말을 가로챔, 대화할 때 자신의 차례를 기다리지 못함)

h. 차례를 기다리는 것을 어려워함(예: 줄서기)

i. 다른 사람이 하는 일을 자주 방해하거나 간섭함(예: 대화, 게임, 활동에 참견; 다른 사람에게 묻거나 허락을 받지 않고 다른 사람의 물건을 사용하기도 함; 청소년과 성인에서는 다른 사람이 하는 일을 침해하거나 다른 사람이 하고 있던 일을 차지 함)

B. 몇 가지 부주의 또는 과잉행동-충동성 증상이 12세 이전부터 나타남

C. 몇 가지 부주의 또는 과잉행동-충동성 증상이 2가지 또는 그 이상의 환경에서 나타남(예: 가정, 학교 또는 직장, 친구 또는 친척들과 있을 때, 다른 활동 상황에서)

D. 사회적, 학업 또는 직업 기능의 방해 혹은 질적 저하의 증거가 확실함

E. 증상이 조현병 또는 기타 정신병적 장애의 과정에서 발생되는 것이 아니며, 다른 정신 질환으로 더 잘 설명되지 않음(예: 기분장애, 불안장애, 해리장애, 성격장애, 물질중독 혹은 금단)

다음 중 하나를 명시할 것:

314.01(F90.2) 복합형: 지난 6개월 동안 진단기준 A1(부주의)과 진단기준 A2(과잉행동-충동성)를 모두 충족한다.

314.00(F90.0) 주의력결핍 우세형: 지난 6개월 동안 진단기준 A1(부주의)은 충족하지만 A2(과잉행동-충동성)는 충족하지 않는다.

314.01(F90.1) 과잉행동/충동 우세형: 지난 6개월 동안 진단기준 A2(과잉행동-충동성)는 충족하지만 A1(부주의)은 충족하지 않는다.

다음의 경우 명시할 것:

부분 관해 상태: 과거에 완전한 진단기준을 충족하였고, 지난 6개월 동안에는 완전한 진단기준을 충족하지는 않지만 여전히 증상이 사회적, 학업적, 또는 직업적 기능에 손상을 일으키는 상태다.

현재의 심각도를 명시할 것:

경도: 현재 진단을 충족하는 수준을 초과하는 증상은 거의 없으며 증상으로 인한 사회적, 학업적 또는 직업적 기능의 손상은 경미한 수준을 넘지 않는다.

중등도: 증상 또는 기능적 손상이 "경도"와 "고도" 사이에 있다.

고도: 진단을 충족하는 수준을 초과하는 여러 증상 또는 특히 심각한 몇 가지 증상이 나타나거나, 증상이 사회적 또는 직업적 기능에 뚜렷한 손상을 야기한다.

국제질병분류 제10판 ICD-10-CM (WHO, 2014)에 따른 ADHD의 진단 기준은 표 2에 나타나 있다.

표 2. ADHD의 ICD 10 진단 기준

통상적으로 소아 및 청소년에 발병하는 행태 및 정서장애(F90-F98)
F90 운동과다성장애: 이 장애군은 조기 발병(대개 생애 첫 5년 이내)하며, 인지적 관여가 필요한 활동의 지속성 결여, 그리고 체계적이지 못하고 비통제적이며 과도한 활동과 더불어 하나의 활동을 마무리하지 않은 채 그 활동에서 다른 활동으로 이동하는 경향이 있다. 몇 가지 다른 비정상적인 것들이 관련 있을 수 있다. 운동과다 아이들은 종종 무모하며 충동적이고 사고나기 쉽고, 고의적인 반항보다는 무분별한 규칙위반으로 인해 징계문제에 처하게 된다. 성인들과의 관계는 종종 사회적으로 정상적인 주의와 신중함이 결여되어 무분별하다. 다른 아이들에게 인기 없고, 고립되어 있을 수도 있다. 인지 기능의 저하는 흔하며, 운동과 언어 발달의 특징적인 지연은 현저히 빈번하다. 반사회적인 행동과 낮은 자존감을 포함한 이차적인 합병증들이 있다.
제외:
불안장애
기분(정동)장애
전반적 발달장애
조현병
F90.0 활동성과 주의력 장해
주의력 결핍:
운동과다를 동반한 장애
운동과다성장애
운동과다를 동반한 증후군
제외:
품행장애를 동반한 운동과다성장애

1.2.2. 성인에서 기준의 적용 가능성

이전 판의 DSM, ICD에서 ADHD 진단 기준은 처음에 아이들을 위해 만들어졌고, 성인에서 명명법의 적합성에 관한 논란이 존재한다는 것을 아는 것은 중요하다(Barkley, Murphy, & Fischer, 2008; Kessler et al., 2010; Simon et al., 2009). 가장 두드러지게는 DSM-5(즉, 일부 증상은 12세 이전에 발생)와 ICD 10(즉, 증상이 대개 생애 첫 5년 안에 생김)에서 성인의

ADHD 진단을 위해서 DSM-5와 ICD-10은 아동기 동안 증상의 존재를 요구한다.

진단적 평가를 수행할 때 아동기 발병하는 증상의 진단적 요구 조건을 후향적으로 적용하는 것이 임상가들에게는 매우 힘들었다(Barkley et al., 2008). 게다가, ADHD 증상의 표현이 성인들과 아이들 간에 상당히 다를 수 있다. 예를 들어, 성인의 ADHD는 아동과 청소년의 특징인 과잉행동이나 충동성보다는 실행기능과 주의력 결핍이 더 특징적으로 나타난다. 또한, 일부 연구에 따르면 성인 ADHD를 안정적으로 식별하기 위해 더 적은 증상이 필요하다(Barkley et al., 2008; Kessler et al., 2010). 이러한 우려에 비추어, DSM 위원회는 DSM-IV TR에서 6개였던 증상 역치를 DSM-5에서는 17세 이상 성인의 경우 5개로 줄였다(APA, 2013). 성인 ADHD에서 실행 기능의 중요성에도 불구하고, DSM-5에서 실행기능장애의 더 많은 특징을 포함하도록 확장되지 않았다.

1.3 역학

1.3.1. 유병률 및 발생률

ADHD가 한 때 주로 아동기 질환이라고 믿어졌음에도 불구하고(Hill & Schoener, 1996), 이 장애는 성인에서의 가장 흔한 정신 건강 질환 중 하나라는 인식이 점점 증가하고 있다(Kessler et al., 2010). 대규모 연구에서 Kessler와 동료들(2006)은 2004년 국가동반질환조사에 참여한 3,199명의 성인 중 4.4%가 ADHD 진단 기준을 만족한다는 것을 발표하였다. 몇몇 다른 연구 결과는 ADHD의 진단적 역치를 충족하지 않는 증상들이 훨씬 더 광범위하게 나타날 수 있다는 것을 시사한다.

예를 들어, Faraone과 Biederman (2005)은 966명의 성인을 대상으로 '협의의 ADHD(응답자가 6개 이상의 현재의 ADHD 증상이 종종 나타나는 것으로 보고)' 혹은 '광의의 ADHD(응답자가 6개 이상의 현재의 ADHD 증상이 적어도 때때로 나타난다고 보고)'인지에 대해 평가하였다. 2.9%의 성인이 협의의 ADHD였음에 반해 16.4%의 참가자들은 광의의 ADHD의 진단 기준을 만족하는 것으로 나타났다(Faraone & Biederman, 2005). 지역사회 표본에서 높은 성인 ADHD 발생률이 보고되었다. 예로, ADHD 아동 부모의 20%가 실질적으로 ADHD 진단 기준을 충족하는 것으로 추정된다(Kooij et al., 2010). 성인 ADHD의 전 세계 유병률에서 보았을 때, Fayyad와 동료들은 (2007) 미국, 유럽, 중동에서 면담한 11,422명의 성인 중 3.4%가 ADHD 진단 기준을 만족하고, 고소득 국가에서 사는 성인들 사이에서 더 높은 유병률을 보인다는 것을 발견하였다.

성인 ADHD의 전 세계 유병률은 3.4%이다.

1.3.2. 성별

ADHD는 여성보다 남성에서 더 많이 진단되지만(Fayyad et al., 2007; Kessler et al., 2006), 아이들과 비교했을 때 성인에서 성별 간 차이는 덜 두드러진다(Simon et al., 2009). 좀 더 구체적으로, 소아 코호트 연구에서 남여 비율이 2:1인(혹은 그 이상)(Polanczyk & Rohde, 2007) 것에 비해 지역사회표본에서 성인 남자가 성인 여자에 비해 1.5배 더 ADHD 진단 기준을 만족하게 된다(교차비 1.1–1.9)(Fayyad et al., 2007). 특히 위에서 논의된 협의와 광의의 ADHD비교 연구에서, Faraone과 Biederman (2005)은 성인 ADHD에서 엄격한 정의에 있어서 성별 영향은 없는 것으로 확인 되었으나, 광의의 ADHD에

ADHD는 여자보다 남자에서 흔하다.

대해서는 남성(19.4%)이 여성(13.4%)에 비해 유의미하게 진단기준을 충족한다. 진단 아형 측면에서 보면, 아동기 때 남아들은 과다행동과 충동성을 더 많이 보이는 경향이 있고, 여아들은 부주의를 더 많이 보이지만 ADHD 증상 표현형에서의 성별 차이는 성인에서 덜 두드러진다(Biederman, Faraone, Monuteaux, Bober, & Cadogen, 2004).

1.3.3. 연령

ADHD는 기능적으로 장애가 있는 증상이 부모나 교사에게 분명해지는 때인, 전 학령기나 초등학교 때 일반적으로 처음 확인된다(APA, 2013; Kooij et al., 2010). 아동기때 ADHD 진단 받은 많은 성인들이 나이가 들면서 증상이 줄어든다고 보고 한다. 하지만, 아동기 때 ADHD 진단 받은 성인의 32~45%가 모든 진단 기준을 계속 충족한다고 추정된다(Faraone & Biederman, 2005; Kessler et al., 2010). ADHD 연구가 역사적으로 아동기 때 처음 ADHD를 진단 받은 성인들에게 초점을 맞추고 있음에도 불구하고, 성인기 때 ADHD 치료를 처음 받으러 오는 사람들의 숫자가 증가하고 있다(Robison, Sclar & Skaer, 2005). 특히, 이들 중 많은 수가 집중력 문제 때문에 평가를 위해 스스로 찾아온 사람들이다. 이는 과다행동이나 충동성에 비해 전 생애에 걸쳐 좀 더 지속되며 일과 관계, 상급 교육을 받는 것에 방해가 된다(Kessler et al., 2010; Kooij et al., 2010). 몇몇 전문가들은 이 질환이 성인에게서 더 미묘한 증상 표현, 낙인, 동반된 정신의학적 질환의 빈도 때문에 성인에서 ADHD가 더 적게 인식되고 있다고 주장한다(Kooij et al., 2010).

1.3.4. 민족성

성인 ADHD는 여러 국가와 문화권에 걸쳐 보고되었다. 예를 들어, 미국, 유럽, 중동에서 선택된 몇몇 국가에서 ADHD를 선별하는 국제 연구에서 1.2%(스페인)~7.3%(프랑스)의 유병률을 보고하였다(Fayyad et al., 2007). 이전에 언급한 바와 같이, 고소득 국가에서 더 높은 유병률이 확인되었다(Fayyad et al., 2007). 미국 내에서 인종, 민족과 성인 ADHD 간 관계는 잘 확립되지 않았다. 한 역학 연구에서 미국 내에서 ADHD는 비히스패닉 흑인이나 히스패닉/라티노에 비해 비히스패닉 백인들에게서 약간 더 널리 퍼져 있다는 것을 시사했지만, 저자들은 또한 이 결과들이 증상 지속성이나 자가 보고와 관련된 문화적 요인에 있어서 인종 간의 차이를 반영하는 것일 수 있다는 점에 주목하였다(Kessler et al., 2006).

ADHD는 세계 모든 국가와 문화권에서 발생한다.

1.4 경과와 예후

ADHD는 초기 아동기 때 주로 증상이 나타나는 만성장애로 간주된다(APA, 2013). 아동기 때 ADHD로 진단 받는 성인의 약 50%가 성인기 동안 임상적으로 유의미한 증상을 계속 경험한다(Faraone, Biederman, & Mick, 2006). 특히, 현존하는 문헌에서는 증상 표현이 개인 연령에 따라 뚜렷한 경과를 갖고 있음을 시사한다. 좀더 구체적으로 살펴보면, 학령전기에는 과다행동과 충동성 증상이 두드러지는 반면, 초등학교 시기에는 부주의가 점차 문제시 된다(APA, 2013; Kooij et al., 2010). 성인기에 부주의, 차분하지 못함, 충동성은 나이가 들며 더 두드러

ADHD는 종종 성인기까지 이어진다.

지는 한편 과다행동은 그 심각성이 점차 감소하는 경향이 있다(APA, 2013). 사실, 아동기 때 ADHD를 진단 받은 성인들 중 1/3(35%)만이 과다행동 또는 충동성이 있다고 보고하는 반면에 대부분(95%)이 부주의를 경험한다(Faraone & Biederman, 2005; Kessler et al., 2010). 보다 지속적인 증상은 ADHD의 높은 유전율과 관련되어 있다(Kooij et al., 2010).

적절한 증상 관리가 없으면 성인기 ADHD는 학문, 사회 그리고 직업적 기능에 부정적인 영향을 미칠 수 있다(Biederman, 2004; Kessler et al., 2005; Kooij et al., 2010). 예를 들어, 성인 ADHD는 매년 미국에서 1억 2천만 일(days)의 일자리 손실을 초래하고(Kessler et al., 2005) 또한 성인 ADHD는 전형적으로 성장한 동료들과 비교했을 때 교육수준이 현저히 낮다(Faraone & Biederman, 2005). 이러한 개인은 학교나 직장에서 산만하고 조직적이지 않으며, 스트레스(발전과 성취를 약화시킬 수 있는 모든 요인)에 취약한 모습으로 나타날 수 있다(Kooij et al., 2010). 성인 ADHD의 예후와 밀접하게 관련되어 있는 다른 요인은 동반된 정신장애의 유병률이다. 성인 ADHD의 38.3%가 기분장애의 진단 기준을 충족하며, 47.1%는 불안장애 진단 기준을 충족하고 15.2%는 물질 남용이 동반되어 있다(Kessler et al., 2006). 동반된 품행 문제나 다른 정신 건강 문제 발생에 미치는 환경적인 영향이 있다는 관점에서 아동기 가족 기능에 예후가 영향을 받을 수 있다(APA, 2013).

성인 ADHD에 대해 보고된 상대적으로 불량한 결과들은 질환에 대한 낮은 인식이 낮은 진단과 부적절한 치료로 이어졌다는 전문가의 의심에 비추어 해석되어야만 한다(Kooij et al., 2010). 실제로, Kessler와 동료들(2006)은 ADHD가 있는 3,199명의 미국 성인 중 단지 10.9%만이 이전 해에 ADHD를 치료를 받았다고 발표하였다. 하지만, 적절한 치료를 받은 성인 ADHD의 결과(본 서의 후반부에서 논할 것)가 고무적이다. 예를 들어, 성인 ADHD에 대해 정신사회적 그리고 약물학적 개입은 인지적 성과, 주의력, 억제력, 심리적 기능, 가족 및 관계 기능, 자신감, 동반된 약물 남용을 개선할 수 있었다(Faraone, Spencer, Aleardi, Pagano, & Biederman, 2004; Kooij et al., 2010; Rostain, 2008; Solanto, Marks, Mitchell, Wasserstein, & Kofman, 2008; Wender, Wolf, & Wasserstein, 2001). 불행하게도, 이런 개입들이 완치적이지는 않다. 성인 ADHD에 대한 효과적인 처치는 장기간 심리학적, 정신약물학적 관리가 필요할 것이다(Kooij et al., 2010).

표 3. ADHD와 다른 정신과적 장애의 중첩되는 증상

ADHD	ODD	CD	Dep	Anx	OCD	Adj	Bipolar	PTSD	Sub
부주의 증상									
일을 할 때 부주의한 실수를 하거나 세심하게 주의를 기울이지 못함			X	X					X
업무에 집중을 유지하기 어려움			X	X	X	X	X	X	X
직접 말해도 듣지 않는 것처럼 보임			X						X
지시를 완수하지 못하거나 작업장에서 임무를 수행하지 못함			X				X		X
업무 및 활동을 조직적으로 하기 어려움			X				X		
지속적인 정신력을 요하는 작업을 싫어하거나, 꺼림				X					X
업무나 활동에 필요한 물건을 잃어 버림			X						X
외부 자극에 쉽게 주의가 산만해짐							X		X
일상적인 활동을 자주 잊어버림			X						X
과잉행동 및 충동성 증상									
손발을 꼼지락거리거나 자리에 가만히 앉아 있지 못함				X			X		X
가만히 앉아 있어야 하는 장소에서 자리를 떠남				X			X		
부적절하게 뛰어다니거나 기어오름	X						X		X

Note: Anx=불안장애; Adj=적응장애; Bipolar=양극성장애; CD=품행장애; Dep=우울장애; ODD=적대적반항장애; PTSD=외상후스트레스장애; Substance use/abuse=물질사용/남용

ADHD	ODD	CD	Dep	Anx	OCD	Adj	Bipolar	PTSD	Sub
조용히 놀이나 여가 활동에 참여하거나 즐기지 못함							X		X
종종 "끊임없이 활동하거나", "모터가 달린 것"처럼 행동함				X			X		X
말을 지나치게 많이 함							X		X
질문이 다 끝나기도 전에 불쑥 대답함							X		
차례를 기다리는 것을 어려워함	X	X					X		
다른 사람이 하는 일을 자주 방해하거나 간섭함	X	X					X		
진단과 관련되지 않은 특성									
기분 불안정성						X	X		X
낮은 자존감			X			X		X	X
분노 폭발	X	X					X	X	X
사기저하			X					X	X
불쾌감			X						X (금단기간 동안)

Note: Anx=불안장애; Adj=적응장애; Bipolar=양극성장애; CD=품행장애; Dep=우울장애; ODD=적대적반항장애; PTSD=외상후스트레스장애; Substance use/abuse=물질사용/남용

1.5 감별진단

능숙한 치료자도 성인 ADHD를 감별하는 것은 쉽지 않다. 많은 성인들이 자신들의 자녀가 ADHD로 진단을 받거나 우울, 불안, 중독과 관련되어 의료자문을 구할 때 자신이 ADHD일지도 모른다는 생각을 처음 하게 된다. 많은 신경정신적 장애, 물질사용장애, 신체적, 내과적 장애들이 ADHD와 유사한 증상을 공유하기 때문에 이를 ADHD와 감별하기 쉽지 않다(표 3 참조). 가장 비슷한 증상을 띠는 질환 영역들은 불안 및 정동장애(예: 우울장애, 불안장애, 외상후스트레스장애, 양극성장애), 성격장애(예: 경계성성격장애, 반사회적 성격장애), 물질사용장애(예: 알코올, 코카인 사용장애), 신경과적 장애(예: 경련장애), 신체적 내과적 상태(예: 외상성 뇌손상, 내분비장애, 대사장애, 수면무호흡증), 그리고 정신사회적 혹은 환경적 요인(예: 외상, 스트레스, 급격한 삶의 변화)이 있다. 이러한 증상들이 ADHD와 동반되거나 유사한 형태로 발생할 수 있기 때문에 치료자들은 진단에 따른 개별적인 치료를 위해 동반진단을 내리거나 혹은 추가적인 설명을 고려해야 할 수 있다. 어떤 의학적 증상이나 상태를 지속적으로 배제를 해나가는 것이 중요하다.

Weiss, Trokenberg-Hechtman, 그리고 Weiss(1999)는 종종 환자들의 경험에는 중요하지만, 현재 DSM-5에 열거된 기준에는 나타나지 않는 성인 ADHD의 특징을 설명한다(표 4 참조). 행동지연, 지속되는 실패감, 허술한 시간관리, 할 수 있는 일보다 더 많은 일을 하려는 경향을 성인 ADHD의 증상을 나타내는 핵심 요소로 본다.

표 4. 성인 ADHD 증상

부주의 아형에 대한 DSM-5 진단기준	성인 증상
학교활동이나 직장업무에 있어서 세밀한 사항에 대한 주의력 부족과 부주의한 실수	성인 ADHD에서는 물건을 어디다 두었는지 기억을 못할 수 있다. 이런 것들이 직장에서 문제가 될 수 있다. 소득세 계산과 같은 세심함이 필요하거나 지루한 작업을 어려워할 수 있다.
여가 활동이나 업무에 있어서 집중력을 유지하기 어려움	추가적인 업무가 부여된 상태가 아님에도 불구하고 방청소와 같은 과제를 완수하지 못한다. 책을 읽는다거나, 편지를 쓰거나, 세금지불, 계좌 유지 등의 작업에 집중력을 유지하지 못한다.
상대방이 직접 말을 하는 상황에도 경청하지 않는 모습이 자주 보임	상대방이 무슨 이야기를 했는지 이해를 못한다던가, 이야기를 듣게 하기가 어렵다는 등 경청하지 않는다는 지적을 자주 받는다. 무관심한 것처럼 보이는 경우가 많다.
지시사항을 따르지 않아 학교과제나 집안일, 직장에서 의무사항 등에 실패함	지시사항을 따르는 데 어려움을 느끼고 매뉴얼을 읽거나 따르는 데 어려움을 느낀다. 하기로 한 일들에 대해서도 지키지 못하는 모습들이 많다.
활동이나 업무를 조직하고 계획하는 데 어려움을 자주 보임	지각이 잦고 약속이나 기한마감을 지키지 못한다. 배우자나 비서 등 일을 더 잘할 수 있는 사람에게 일을 자주 미룬다
지속적인 정신적 노력을 들여야하는 업무를 회피한다거나 거부감을 보임(성인이나 후기 청소년 경우: 보고서작성, 장문의 문서를 리뷰하기, 양식 완성하기)	편지나 메일에 답하기, 보고서 만들기, 세금 계산이나 세금 지불하기, 적합한 보험에 가입하기와 같은 작업들을 미룬다. 작업이 지연된다고 자주 호소한다.
작업이나 활동에 필요한 것들을 분실	열쇠나 지갑을 자주 잃어버린다. 자신의 차를 어디에 주차했는지 자주 잊어버린다. 부모일 경우 자녀들의 스케쥴이나 자녀들과의 약속, 데려다주기로 한 것들을 기억하는 데 어려움이 있을 수 있다.

부주의 아형에 대한 DSM-5 진단기준	성인 증상
관계없는 자극에 의해 쉽게 산만해짐(후기 청소년이나 성인의 경우 무관한 생각들도 포함됨)	주위 환경의 자극에 압도되거나 산만함을 느낄 수 있다. 부모일 경우 자녀들의 일반적인 행동에도 압도되는 느낌을 느껴 반응하게 되기도 한다.
매일 반복되는 활동도 자주 잊음	기억하거나 계획하는 데 어려움을 느낀다.
자주 안절부절 못하거나 손을 두들기거나 발을 구르고 앉아 있을 때 꿈틀거림	무릎을 떤다던가, 손이나 발을 두들기거나 자세를 바꾸거나 손톱을 뜯는 등 안절부절못하는 모습을 많이 보인다.
착석이 유지되어야 되는 상황에서도 자주 자리를 뜸	대화를 하는 와중에도 착석을 유지하지 못하거나 기다려야 하는 상황에서 부산함을 느끼며 온전히 기다리지 못한다.
뛰거나 올라타는게 부적절한 상황에서도 그런 행동들을 보임(주의: 청소년이나 성인에서 부산한 느낌으로 표현될 수 있음)	무언가를 계속 해야될 것 같은 느낌을 호소하거나 활동할 무언가를 필요로 할 수 있다. 면담 중 환자는 부산한 모습을 보일 수 있다.
조용히 여가 활동을 하거나 오락행위를 유지하기 힘듦	조용한 활동을 하거나 집에 조용히 있는 걸 주저할 수 있다. 많은 사람들이 일중독인 것 같다고 보고할 수있다. 그럴 경우 환자는 지속적인 작업에 대한 필요성을 느끼는지에 대한 사항을 평가해야 한다.
마치 모터의 추진력을 얻은 것처럼 행동하며 자주 쉬지 않고 활동	가족 구성원이나 친구 혹은 배우자들이 성인 ADHD환자들 옆에 있는 것을 피로하게 느낀다고 보고할 수 있다. 기대되는 페이스를 주변인들과 맞추기가 힘들다.
지나치게 말이 많음	쓸데 없는 말이 많아 대화를 주고 받기가 힘들다. 혹은 타인이 환자 말을 알아듣거나 이해하지 못한다.

부주의 아형에 대한 DSM-5 진단기준	성인 증상
질문이 끝나기도 전에 답을 말함	정신건강 전문 종사자들은 성인 ADHD에서 이러한 특징을 관찰할 수 있다. 다른 사람들이 말을 너무 느리게 해서 말을 다 할 때까지 기다리기 힘든 느낌으로 지각될 수도 있다.
자신의 차례를 기다리기 어려움	발달적으로 아이들이 적절한 속도로 과제를 수행하고 있음에도 불구하고 그것을 기다리는 것에 어려움을 느낀다. 혹은 줄을 서서 기다리는 것에 어려움이 있을 수 있다.
자주 다른 사람을 방해하거나 끼어듦 (청소년이나 성인의 경우 다른 사람이 하고 있는 일에 끼어들거나 방해하는 것으로 나타날 수 있음)	사회적 상황이나 직장생활에서 자주 끼어드는 데 이러한 것들이 부적합한 느낌을 줄 수 있다.

1.5.1 파탄적, 충동조절 및 품행장애

ADHD가 동반된 양상이나 과활동, 충동적 행동이 저명한 ADHD의 경우 충동적 행동, 다른 사람들을 방해하거나 끼어드는 행위, 자신의 차례를 기다리기 어려워하는 증상들을 적대적 반항장애, 품행장애, 간헐적 폭발장애와 같은 파탄적 행동장애 질환들과 공유한다. 이러한 장애들이 소아와 청소년에서 빈번히 진단되지만 DSM-5에서는 반사회적 성격장애를 성인에서 진단할 수 없을 경우 이러한 장애들을 진단할 수 있게 되어있다. 적대적 반항장애나 품행장애의 경우 소아에서는 ADHD와 동반되어 있을 경우가 많기 때문에 젊은 성인의 경우 적대적 반항장애나 품행장애가 있을 경우 ADHD를 평가해 봐야한다.

1.5.2 우울장애

주의력유지능력저하 과제 완수 실패 및 일상 활동에서의 건망증과 같은 ADHD의 일부 증상은 주요우울장애 혹은 지속우울장애와 같은 기분장애 증상과 중첩될 수 있다. 자존감의 저하나 수면장애, 안절부절 못하는 느낌과 같은 ADHD에서 동반될 수 있는 문제들은 우울장애에서 나타날 수 있어 치료자에게 감별진단을 어렵게 한다. ADHD에서 많은 케이스가 치료받지 못하거나 잘못 식별된 채로 남아있지만, 일부 환자들은 실제로 기분장애와 관련된 증상을 겪을 때 ADHD로 고통받고 있다고 생각할 수 있다. 예를 들어, 주요 우울 삽화를 경험하고 있는 성인은 직장에서 집중하기 힘들거나 청구서를 지불할 때 부주의한 증상들을 나타낼 수 있다. 따라서 감별진단을 할 때 치료자들은 건망증과 집중력감소와 같은 증상이 시작된 시기와 지속적 양상들을 평가해야만 한다. 만약 ADHD와 감별이 어려운 상황이라면 증상은 소아기 이후 지속적으로 존재하는 반면, 우울 삽화와 관련된 증상은 삽화 사이에는 완화된다. 기분부전장애와 ADHD를 구별하려고 할 때, 증상은 두 장애 모두 오랜 기간 동안 존재할 수 있기 때문에 감별진단은 더 어려울 수 있다.

ADHD의 증상은 정서적 상태나 기분장애와 중첩될 수 있다.

1.5.3 불안장애

불안은 부주의 및 집중력장애와 관련이 있고, 범불안장애에서 나타나는 많은 증상은 성인 ADHD에서도 나타날 수 있다. 예를 들면, 불안장애 환자들은 안절부절못하거나, 부산스럽고, 꼼지락거리는 것으로 보일 수 있다. 장애들을 분간할 때, 임상가들은 불안장애와 마찬가지로 이러한 행동이 지속적인 두려움이나 걱정과 관련되어 있는지를 평가해야만 한다. 또한 임상가들은 ADHD와 불안장애를 감별할 때 증상의 방향성에 초점을 맞춰야한다. 보다 구체적으로, 일차성 ADHD의 경우에 부주의와 작업을 완료해야 하는 문제는 불안과 스트레스를 유발할 수 있다. 대안적으로 불안장애에서 스트레스 또는 걱정은 작업에 집중하고 마무리 할 수 없게 만들 수 있다.

1.5.4 외상 및 스트레스 연관 장애

ADHD에 대한 평가를 원하는 많은 성인들은 어린시절에 외상적 사건을 경험했을 수 있기 때문에 ADHD나 외상후스트레스장애를 감별하기 어렵게 된다. 이러한 사람들은 성인 ADHD 환자들도 경험하는 수면문제, 과민함, 집중력 저하와 같은 증상들을 나타낼 수 있다. 이들 장애들 사이에 증상이 중복될 경우 임상가들은 과거력을 확실히 파악하여야 하며, 두 장애의 증상적 유사성을 인식하고 있어야 한다. 다시 말하지만, ADHD는 일반적으로 소아 때부터 지속적인 경과를 밟는 장애이며, 외상후스트레스장애는 일반적으로 갑작스럽게 발병하며, 종종 특정 사건과 관련이 되어 있다.

ADHD 증상은 외상 및 스트레스 관련 장애의 증상과 중첩된다.

1.5.5 양극성장애와 양극성 관련 장애

양극성장애와 ADHD의 감별진단은 에너지 레벨이 높거나, 안절부절못하는 행동, 참을성의 결여, 충동적 발화, 집중곤란, 수면욕구 저하와 같은 증상들을 포함하여 두 장애에서 유사한 특정 증상이 있기 때문에 특히 어려울 수 있다. 1형 양극성장애에서의 완전한 조증삽화는 임상가가 ADHD 증상과 쉽게 구별할 수 있어야 한다. 과대감, 성적활동의 증가, 수면 욕구의 감소, 기분 양상의 두드러짐과 같은 부가적인 증상들은 양극성장애가 특이적으로 나타난다(Wilens et al., 2008). 환자가 기분 불안정성, 충동성, 과민함, 안절부절못함과 같은 증상을 보일 때 ADHD와 양극성장애의 감별진단은 더욱 어렵게 된다(Halmøy et al., 2010). 주요 감별점 중 하나는 양극성장애 성인에서 고양된 기분, 과대감, 기분 변화가 삽화기간에 나타나다가 수주간 혹은 수개월간 상대적으로 정상 기분 수준으로 변화할 때 증상이 완화되는 것이다. 추가적인 감별 특이점은 성인 ADHD의 경우 일반적으로 생애 초기에 발생한 증상을 보이고, 만성적 경과를 밟고, 지속적으로 나타나는 반면, 양극성장애는 청소년기 후반기에나 성인 초기에 증상이 나타나기 시작하며 증상의 기복이 있다.

1.5.6 성격장애

성격장애가 있는 개인은 정의상 대인관계 및 부적응행동 패턴과 씨름한다. ADHD가 있는 성인은 또한 건강한 동료 및 개인 관계를 유지하기 위해 노력하고 친사회적 및 생산적 행동에 참여하는 것이 어렵다는 것을 알게된다. 성격장애와 성인 ADHD의 감별진단은 주로 반사회적 성격장애나 경계성 성격장애에서 나타난다. DSM-5 기준의 따르면 성격장애는 18세 이하에서는 진단할 수 없지만, 소아기 증상의 후향적 평가가 두 장애 사이의 중첩을 나타낼 수 있기 때문에 증상의 발생나이가 ADHD와 경계성 성격장애를 구분짓는 믿을만한 지표로 보기는 어렵다(Fossati et al., 2001). 경계성 성격장애 환자는 성인 ADHD에 비해 자살에 몰두, 자해, 혹은 버림받은 느낌을 더 잘 나타내기 쉽다(Gillig, Gentile, & Atiq, 2005). 반사회적 성격장애를 가진 개인에서 나타나는 행동의 부정적인 패턴은 성인 ADHD에서 나타나는 행동에 비해 더 지속적이고 더 심각한 수준(예: 도벽)인 경향이 있다(Gillig et al., 2005).

1.5.7 물질 관련 장애 및 중독장애

알코올이나 기타 정신활성 물질(예: 마리화나, 코카인, 자극제, 마약성 진통제, 니코틴) 사용 및 남용과 관련된 후유증(예: 집중력저하) 중 일부는 ADHD의 증상처럼 보이거나 감춰질 수 있다. 예를 들어, 마리화나를 정기적으로 흡입하는 사람들에서는 동기가 떨어지거나, 집중력 유지에 어려움을 겪거나, 인지저하를 경험하거나 집행기능이 떨어지는 것과 같은 성인 ADHD에서도 나타날 수 있는 증상들이 나타날 수 있다. 마찬가지로, 알코올 남용 환자들도 집이나 직장에서 부주의한 모습을 보인다거나 집중력, 주의력, 단기기억과 관련된 문제가 동반될 수 있다. 따라서 임상가는 그러한 조기발병 ADHD와 물질 사용 및 남용 환자들의 증상을 구분하는 것이 만만치 않은 작업이 될 수 있다. 이러한 이유 때문에 ADHD 연관 증상을 평가하고 치료하기 전에 기존의 물질사용장애를 치료해야 한다. 물론 특히 어떤 형태의 물질사용장애가 의심되는 개인의 경우, ADHD의 신중한 정신약리학적 관리의 중요성은 아무리 강조해도 지나치지 않다.

알코올이나 정신활성물질 작용 중 일부는 ADHD 증상 처럼 보일 수 있다.

1.5.8 신경발달적, 신체적, 내과적 상태

신경발달장애 중 ADHD와 증상을 공유하거나 동반되어 나타날 수 있는 질환은 지적장애, 특정학습장애, 언어장애나 의사소통장애, 자폐스펙트럼장애, 경련장애, 및 운동협응장애

(예: 상동적 운동 장애)가 있다. 자폐스펙트럼장애, 신경발달적 증후군, 경련장애, 운동협응장애와 중첩될 수 있는 ADHD와 관련된 증상 패턴과 특징은 인지장애(예: 주의력감소, 집행기능, 와해 증상), 행동 문제(예: 과활동성이나 충동성), 친구관계 형성 및 유지에 어려움을 느끼는 것이다. 이러한 장애들은 발달적이기 때문에 개인이 성인기에 이러한 장애의 초기 평가를 위해 나타낼 가능성은 낮다. 이러한 경우에, ADHD와 이러한 신경발달장애를 감별진단하기 위해 전문적인 검사가 필요할 수 있다. 예를 들어, 자세한 병력청취, 특정 구조와 상황에서 행동 관찰하기, 정신교육적 검사나 신경심리검사를 시행하는 것이 ADHD를 특정 학습장애나 자폐스펙트럼장애와 감별하는 표준 검사이다. DSM-5에서 ADHD가 자폐스펙트럼장애와 동반진단 될 수 있게 하였다는 것은 중요하다(APA, 2013). 이것은 전반적 발달장애가 동반된 경우 ADHD를 동반진단할 수 없도록 하였던 DSM-IV-TR에서 변화된 점이다(APA, 2000). 마지막으로, 특정 학습장애와 언어 및 의사소통장애와 같은 신경발달장애는 ADHD에서 흔히 동반이환 될 수 있다는 점을 주목해야 한다.

수면장애(예: 폐쇄성 수면무호흡증, 하지불안/간헐적 하지 운동장애, 지연 수면주기장애), 두부 손상(예: 외상성 두부 손상), 갑상선 조절이상(갑상선기능저하증이나 갑상선기능항진증), 시각 혹은 청각 손상과 같은 여러 신체적/내과적 상태는 ADHD의 양상과 유사한 증상을 보일 수 있다. 또한, 특정 약물(예: 스테로이드, 항히스타민제, 항고혈압제)의 부작용이나 상호작용은 ADHD와 관련된 일부 증상과 유사할 수 있다. ADHD는 비교적 안정적이고, 지속적인 증상 양상과 달리 질환의 경과나 약의 부작용에 따른 증상의 변동이 있다는 점이 특이 감별점이라고 할 수 있다.

1.5.9 환경 및 정신사회적 요인

환경적 요인이 ADHD를 일으킨다는 근거는 없다. 그러나 증상 표현은 환경에 따라 결정된다. 환경적인 요인이나 정신사회적 요인들이 충동적 행동이나 과활동성, 주의력저하를 발생시키거나 악화시키는 데 기여할 수 있다. 예를 들면, 과거 혹은 최근의 정신적 외상(유기, 신체적 혹은 성적 학대)나 최근 심각한 스트레스원(사랑하는 사람의 죽음이나 가까운 사람과의 이별)같은 여러 정신사회적 요인들이 성인 ADHD의 진단을 난해하게 만들 수 있다.

1.6 공존질환

ADHD는 성인정신의학이나 정신건강 외래환경에서 흔한 장애이며, 동반이환되는 정신과적 장애도 성인 ADHD에서 높은 비율로 나타난다(Barkley & Murphy, 2007; Hodgkins, Montejano, Sassané) & Huse, 2011). 그 예로, 성인 ADHD의 약 80%에서 최소 한가지 이상의 정신과적 질환을 가지고 있을 것으로 보고 되었다(Fischer et al., 2007). DSM-5가 2013년에 발표되었기 때문에, 아래에 보고된 여러 질환의 유병률이 거의 모두 DSM-III나 DSM-IV 진단기준을 적용한 연구에 기초하고 있다는 점을 주목할 만하다.

공존질환 상태는 성인 ADHD에서 예외적이라기 보다 일반적이다.

ADHD의 공존질환 유병률은 성인과 소아에서 다르다는 일부 연구 결과가 있다. 예를 들어, 파괴적이거나 외현화 행동 문제를 보이는 상태는 소아 ADHD에서 주로 동반된다. 성인의 경우, 불안(47%)과 기분장애(38%)가 가장 흔하게 공존하는 정신과적 장애이다(Kessler et al., 2006). 충동조절장애(20%)와 물질사용장애(15%)도 성인 ADHD에서 흔하게 공존하는 질환이다(Kessler et al., 2006). 그러나 특정 학습장애나 자폐스펙트럼장애와 같은 발달장애는 보통 어린 소아 시기에 진단된다는 것은 주목할 만하다. 반면, 성격장애나 물질남용은 청소년 후기나 성인 초기에 일반적으로 나타난다. 그렇지 않으면, 척도와 같은 현재 평가 도구는 주로 소아기나 성인기와 같이 특정 연령 범위에 제한되는 경우가 많으며, 생애 전반에 걸쳐 증상을 평가하지 않는다. 따라서 성인과 소아 ADHD에서 정확한 공존질환 유병률의 차이를 판단하는 것은 측정의 난제와 발병 연령의 변동성에 의해 복잡해진다.

ADHD의 다른 아형이나 표현형은 특정공존질환의 추가적인 위험을 초래할 수 있다. 예를 들면, DSM-IV 기준을 사용한 연구에서 나온 결과는 복합형 ADHD가 부주의형보다 평생 유병률에서 품행장애, 양극성장애, 정신증이 유의미하게 높다는 것을 보여주었다(Wilens et al., 2009). 한편, 최근 3차의뢰기관에서 환자를 대상으로 한 대규모 연구에서 아형간 공존질환의 차이가 거의 없었다(Gross-Lesch et al., 2013).

물질사용장애는 성인 ADHD에서 매우 흔하다.

성인 ADHD에서 성별에 따른 공존질환의 두드러진 차이가 있다. 더 구체적으로, 여성 성인 ADHD에서 기분장애(61% vs 49%), 불안장애(32% vs 22%), 식이장애(45% vs 29%)가 남성 ADHD에 비해 높다(Gross-Lesch et al., 2013). 대신, 물질사용장애는 남성에서 여성보다 더 빈번한 것(45% vs 29%)으로 나타났다(Gross-Lesch et al., 2013).

1.6.1 파괴적, 충동조절 및 품행장애

성인 ADHD를 진단받은 병원에 의뢰된 환자의 적대적 반항장애나 품행장애의 공존질환 비율은 각각 24~35%와 17~25%이다(Barkley et al., 2008 참고). ADHD와 적대적 반항장애나 품행장애와 같은 파괴적 혹은 외현화 행동장애가 공존하는 성인은 종종 비난을 외부로 드러내거나 쉽게 자주 말싸움하고, 행동에 대해 책임지지 않고 다른사람을 통제하려는 것으로 묘사된다. 소리를 지르거나, 규칙을 따르지 않고, 더 심한 경우 물리적인 공격성의 표현이나 폭력적 행동과 같은 반응도 보일 수 있다. 이러한 행동들은 갈등을 고조시킨 유발요인과 밀접한 연관이 되어있는 극단적인 것으로 특징지어진다. ADHD와 공존질환으로 파괴적 행동장애가 있는 성인은 끊임없이 자기조절에 저항하고, 지속된 기간 동안 이러한 유형의 반응행동을 보여왔다. ADHD만 있는 경우보다 품행장애가 동반된 경우 재판이나 법적인 문제에 연관될 위험성이 더욱 커진다.

1.6.2 우울장애

주요 우울장애나 기분부전장애와 같은 다양한 우울장애 역시 ADHD와 공존할 수 있다. 성인 ADHD의 지역사회 표본의 국내 혹은 국제적 조사결과 공존 기분장애 38.3%, 주요우울장애 18.6%, 기분부전장애 12.8%의 유병률을 보였다(Fayyad et al., 2007; Kessler et al., 2006). 성인 ADHD 증상은 기분조절, 동기, 각성의 손상과 관련이 있다. 우울증상이 유의미하게 공존하는 성인 ADHD에서 또 다른 흔한 증상은 어려운 사건의 중요성을 부풀리고, 스트레스에 대응하는 대처자원이 거의 없는 경향이다. 이러한 환자들은 ADHD만 있는 환자들보다 과민함, 적개심, 사회적 기능부전을 더 보이기도 한다. ADHD와 기분부전증이 동반되어 있는 일부 환자들은 만성적인 기분저하에 시달리고, 따라서 낮은 자존감, 무망감, 무력감을 나타낼 수 있으며, 이러한 환자들은 이러한 장애 중 하나만 가진 경우보다 사고와 자살행동에 더 큰 위험성이 있다. ADHD와 충동성의 관련 특성을 고려할 때, ADHD와 우울증이 공존하는 사람들이 자살 행동의 위험성이 더 크다는 것은 당연하다. 그러므로 영리한 임상가는 ADHD와 우울장애가 동반한 사람들에서 자살 충동, 몸짓, 또는 행동이 있는지를 항상 경계해야 한다.

1.6.3 불안장애

성인 ADHD에서 불안장애는 더욱 많이 나타나는 경향이 있다. 기존 연구에 따르면 성인 ADHD에서 범불안장애의 유병률은 24~43%, 과불안장애의 병력은 52%로 보고하고 있다(Barkley et al., 2008). 불안장애와 ADHD가 동반된 성인은 흔히 "걱정을 많이 하는 사람"으로 묘사된다. ADHD만 이환된 환자들과 달리, 불안장애와 ADHD가 동반된 성인은 불안의 노골적인 증상을 보이고, 사회적 상황과 직장생활에서 자신들의 기술과 수행능력에 관한 과도한 걱정을 표현한다. 이러한 개인들은 사람들이 그들이 말하거나 행동하는 것 그리고 활동이나 행사에서의 행동에 대해 어떻게 생각하는지를 높은 수준의 걱정으로 나타내기도 한다.

1.6.4 양극성장애 및 관련 장애

양극성장애는 성인 ADHD에서 공존질환으로 진단되는 경우가 늘어나고 있다. 병원으로 연계된 성인 ADHD환자를 대상으로 한 연구결과 ADHD와 양극성장애의 유병률은 11~14%사이였다(Biederman, 2004). National Institute of Mental Health's Systematic Treatment Enhancement Program for Bipolar Disorder (STEP-BD)에서 진행한 성인 ADHD와 조울증 사이 관계에 대한 대규모 체계적 평가 결과 전체 유병률이 9.5%로 나타났다(남성 14.7%; 여성 5.8%) (Nierenberg et al., 2005). 기분장애가 있는 개인의 평생 ADHD에 대한 연구결과에서 17.6% 유병률을 보였다(McIntyre et al., 2010).

양극성장애와 ADHD의 평생 유병률은 9.5% 이다.

1.6.5 물질 관련 장애 및 중독장애

ADHD는 특히 물질사용장애가 발생할 현저한 위험성이 있으며, 장기간 물질과 알코올 사용에서 회복하는 데에도 영향을 미칠 수 있다. 만성적인 ADHD 성인에서 공존 물질사용장애의 유병률은 47% 혹은 그 이상으로 추정된다(Bukstein,2012). 성인 ADHD는 ADHD가 없는 동성의 동년배보다 물질과 알코올을 남용하고, 더 어린 나이에 물질을 사용하고, 하나 이상의 물질사용장애가 생길 위험이 더 높다. 한 연구에 의하면 성인 ADHD경우 평생 물질사용장애가 발생할 취약성이 두 배 이상 증가한다고 보고하였다(Kessler et al., 2005). 어떤 환자들은 자신의 ADHD 증상을 완화시키기 위하여 물질을 사용하기도 한다. ADHD 증상의 중등도, 적대적 반항장애와 품행장애 공존, 감정변화의 특성(언짢은 기분이 흔함), ADHD에서 물질사용장애가 동반되었던 가족력, 남성과 같은 ADHD가 있는 성인에서 물질사용장애의 증가된 위험도를 설명하는 몇 가지 요인을 연구에서 밝혔다(Nogueira et al., 2014).

흡연과 니코틴 의존 또한 ADHD가 있는 성인에서 특히 높은 유병률을 보인다. ADHD가 있는 개인은 규칙적인 흡연자가 되기 쉽고, 더 일찍 담배를 피우기 시작하고, 더 많이 피우고, 금연하는 데 더 어려움을 겪기 쉽다(Brown, 2009). 또한 Biederman과 동료들(2012)은 ADHD가 있는 성인의 27%가 니코틴 의존인 반면, 대조군은 11%에 불과했다. ADHD가 있는 사람은 장애와 관련 있는 증상이 없는 사람보다 더 많은 양의 카페인을 섭취한다.

1.6.6 성격장애

성인 ADHD에서 성격장애는 흔히 동반 이환된다(Philipsen, 2006). National Epidemiologic Survey on Alcohol and Related Conditions (NESARC)의 보고에 따르면, 일반 인구에서 20.5%인 반면, ADHD 성인에서는 62.5%에서 성격장애가 동반 이환된다(Bernardi et al., 2012). 반사회성 성격장애와 ADHD의 보고된 공존율은 13~44% 이다(Downey, Stelson, Pomerleau, & Giordani, 1997; Torgersen Gjervan, & Rasmussen, 2006). 또한 경계선 성격장애는 성인 ADHD에서 흔히 동반되는 질환이다(Biederman, 2004).

1.6.7 수면각성장애

많은 성인 ADHD에서 수면장애를 동반한다.

수면 문제는 성인 ADHD에 흔히 동반되는 상태이다. 성인 ADHD의 수면 문제는 잠들기 어렵거나, 수면 유지가 되지 않거나, 수면 시간이 짧거나, 낮에 깨어있는 상태를 지속하기 어려워하는 특징이 있다. 성인 ADHD는 또한 전날 밤 충분히 잠을 잤음에도 일어나는 것을 힘들어하다 보니, 지각을 하기도 한다. 결국, 몇몇 성인 ADHD는 낮 시간에 졸려 하거나, 명료한 의식 상태를 유지하는 것에 어려움을 겪는다. 어떤 사람들은 오랜 시간 동안 앉아 있거나, 일상적인 일이나 기계적인 작업을 수행해야 하는 데 있어 문제가 발생하기도 한다.

임상의들은 수면장애를 ADHD로 오진하거나, ADHD로 진단받은 사람의 수면장애를 놓칠 수도 있다. 기면증, 특발성 과다수면, ADHD를 가진 성인들을 비교한 연구에 따르면 증상 중첩 비율이 높아서, 성인에서 ADHD 오진을 초래할 수도 있다고 제안하였다(Oosterloo, Lammers, Overeem, de Noord, & Kooij, 2006). 따라서 수면부족이나 수면장애가 ADHD 증상을 일으키거나 악화시킬 수 있기 때문에, 특히 ADHD의 수면장애에 대한 적절한 평가가 권장된다. 결과적으로, 모든 ADHD 평가에는 일상 수면, 주간 졸림, 수면장애의 패턴과 지속성에 대한 질문들 뿐만 아니라, 수면 위생 관련 교육 역시 포함되어야 한다.

1.7 진단

성인의 ADHD 진단은 어려울 수 있으므로 ADHD와 다른 정신 질환의 감별을 위한 특정훈련을 받은 숙련된 전문가가 진단해야 한다. 이 전문가는 임상 심리사, 성인정신과 의사, 사회복지사, 일차 진료의사 또는 신경과가 될 수 있다.

여러 정보제공자로부터 다양한 환경에서 나온 자료를 수집

주의력, 교육적, 의학적, 혹은 신경학적 단일 검사로 ADHD를 믿을만하게 식별할 수 없다.

임상가는 ADHD를 진단할 때 여러 정보제공자로부터 정보를 수집하는 데에 체계적인 접근법을 사용해야 한다.

하는 데 체계적 접근법을 이용하는 것은 ADHD를 정확하게 진단하는 데 필수적이다. 성인 ADHD의 진단은 유년기 증상의 병력 뿐만 아니라 지난 6개월 동안의 행동 및 전체 기능 수준(예: 직장, 결혼)에 기초하여 내려진다. 따라서 진단 과정에서 의사가 수행하는 첫 번째 단계는 가능한 경우 개인 및 관련 정보 제공자와 포괄적인 임상 면담을 실시하여 주요 증상 및 문제에 대한 정보를 얻는 것이다. 이 평가가 실제 이용이 가능하다면 면접과 의무기록검토, 심리검사결과를 통해서 개인력과 가족력이 포함되어야 한다. 성인이 조기 증상을 정확하게 회상할 수 없기 때문에 부모, 형제 또는 다른 가족 구성원의 부수적인 정보를 얻는 것이 ADHD의 소아기 병력을 확립하는 데 도움이 된다. 청력, 시력 또는 의학적 문제(예: 갑상선 기능 항진증)의 징후가 있을 수 있기 때문에 의료 기록을 검토하는 것이 중요하다. 전문가는 성인이 DSM-5 또는 ICD-10 기준에 따라 ADHD의 증상 기준을 충족하는지 여부를 평가해야 한다. ADHD 증상에 대한 명확한 질문을 하는 동시에 증상의 발생, 빈도 및 중증도에 대한 정보 수집에 초점을 맞추는 것이 가장 효과적이다. 이 과정에는 설정 및 상황에 따라 평정척도를 사용할 수도 있다.

첫 포괄적인 인터뷰를 하는 동안 임상의는 불안이나 우울의 증상, 사랑하는 사람과의 이혼 또는 사망과 같은 상황적 스트레스 요인, 측두엽경련, 갑상선기능저하증 또는 갑상선기능항진증 같은 중추신경계기능장애에 영향을 미칠 수 있는 질환들과 같이 ADHD 증상을 유발할 수 있는 다른 가능성의 원인들을 배제할 수 있도록 정보를 축적해야 한다. 임상가는 또한 집 혹은 직장 환경이 스트레스가 많거나, 혼란스럽거나,

구조적 결함이 있는지의 여부를 결정하려고 노력해야 하며, 가능하다면 이러한 다양한 상황에서 성인을 관찰해야 한다. 이러한 정보는 증상을 유발하거나 악화시킬 수 있는 스트레스 요인에 관한 자료를 제공할 수 있으며 중요한 치료적 함의를 가질 수 있다.

평가 과정에서 또 다른 중요한 단계는 다른 공존 상태나 장애가 ADHD와 함께 존재할 수 있는지를 결정하는 것이다(1.6절 참조). 공존 질환이 있는 경우 임상의는 더 나은 치료적 결정을 위해 어느 질환이 주요 질환인지를 판단해야 한다. 또한 임상의는 감별 진단 과정에 대한 대체 가설을 세워야 한다. 나아가 임상의는 치료계획을 개발할 때 특히 관련될 수 있는 개인 및 가족의 강점과 지식을 결정하여 환자에게 최상의 지지를 해주는 것이 중요하다. 임상의는 여느 정신건강장애의 진단과 마찬가지로 문화적 요인이 증상의 표현에 어떻게 영향을 미치는지 고려해야 한다.

ADHD의 진단 과정에서 가장 중요한 측면 중 하나는 임상가가 다양한 척도 및 도구(예: 구조화 면담, 임상가 평정 및 자기보고 평정척도, 객관적 검사)와 다양한 출처(예를 들어, 성인과 일하는 가족 구성원이나 정신건강임상가), 그리고 여러 상황(예: 집, 직장)으로부터 정보를 획득한다는 점이다. 성인 및 다른 관련 정보제공자로부터 중요한 정보를 수집하기 위한 다양한 전략이 아래에 자세히 설명되어 있다. 이 섹션의 진단 도구와 평가 척도의 대부분은 ADHD 진단을 위한 DSM-Ⅲ 또는 DSM-Ⅳ-TR 기준에 따라 개발되었으며 진단에 대한 최근의 변경 사항을 고려할 때, 임상가는 진단 과정에서 모호한 점이 있을 수 있다.

임상가는 다양한 척도, 정보원, 여러 상황으로부터 정보를 수집해야 한다.

1.7.1 진단적 면접

성인 및 다른 정보 제공자(예: 가족 구성원)에게 실시한 구조화 및 반구조화 면접은 평가에 대한 "하향식" 접근법을 나타내며 DSM에 나열된 기준과 가장 일치한다. 이러한 구조화 및 반구조화도구는 전형적으로 발생하는 행동과 비정상적인 행동 사이의 경계를 설정할 수 있다. 이 접근법은 진단에 대해 예/아니오 결정으로 귀결되기 때문에 '범주형접근'이라고 한다. 이러한 면접은 정신병리를 평가하는 심리학자와 정신과 의사들에게 있어 황금기준으로 간주되지만(Pelham, Fabiano, & Massetti, 2005), ADHD는 성인에게 일반적으로 사용되는 구조화된 정신과 면접에는 포함되지 않는다. 또한 이러한 구조화된 면접을 사용하려면 상당한 교육이 필요하며 많은 시간과 비용이 소요되어 바쁜 임상 환경에서 이러한 면접을 사용하기가 어렵다. The Kiddie Schedule for Affective Disorders and Schizophrenia for School-Age Children (K-SADS; Ambrosini, 2000)은 소아에게 사용하기 위해 고안된 반구조화된 정신과적 면담이지만 어른들에게도 어느정도 성공적이었다(Biederman et al., 2006). Mini-International Neuropsychiatric Interview-Plus (MINI-Plus)는 소아 및 성인 행동과 관련된 질문이 있는 ADHD 모듈을 포함하고 있다(Lecrubier 외, 1997). MINI-Plus는 또한 감별진단 시 중요한 광범위한 정신병리를 평가할 수 있도록 한다. DSM-Ⅳ에 대한 Conners의 성인 ADHD 진단 면접(CAADID, Epstein, Johnson & Conners, 2001)도 성인에서 ADHD 진단을 확증하고자 하는 임상의들에게 유용하다고 증명되었다.

구조화 및 반구조화 도구는 정상과 비정상 행동을 정의하는 데 도움이 된다.

1.7.2 평가 척도

임상가(임상가평정), 성인(자기보고) 및 가족 구성원(배우자, 부모, 형제 · 자매), 절친한 친구 또는 동료로부터의 표준화된 증상이나 행동 평가 척도를 사용하는 것이 ADHD 평가과정에서 권장된다(예: 표5 참조). 이러한 평가 척도는 증상을 평가하는 데 있어 경험에 기초를 두는 "상향식" 접근이며, 점수가 질환의 유무에 대한 명확한 설명을 나타내지 않기 때문에, ADHD 평가에 대한 '차원적 접근'라고 한다. 구조화된 정신과적 면접과 달리, 행동이나 증상은 정상에서 비정상으로의 연속성을 따라 평가되며, 목표는 어떻게 비슷한 연령대의 동료와 성인이 비교되는지를 평가하는 것이다. 성인에서 ADHD의 진단을 확정하기 위해 환자를 평가할 때, 강한 심리측정상 특성을 나타내는 여러 임상가 평정 척도가 있다. 이러한 척도에는 Adult ADHD Clinical Diagnosis Scale, Version 1.2 (Kessler 외, 2006), Adult Investigator Symptom Rating Scale (Spencer & Adler, 2004), Brown Attention-Deficit Disorder Scales (BADDS, Brown, 1996), Conners' Adult ADHD Diagnostic interview for DSM-Ⅳ (CAADID, Epstein, Johnson, & Conners, 2001)이 있다. 자가보고 행동 평가 척도의 사용은 진단 과정에서도 중요하다. 여기에는 Barkley Adult ADHD Rating Scale-Ⅳ (BAARS-Ⅳ, 2001a), Brown Attention-Deficit Disorder Rating Scale for Adults (Brown ADD-RS; Brown & Gammon, 1991), Conners Adult ADHD Rating Scales (CAARS; Conners, Erhardt, & Sparrow, 1999) 그리고 Pilot Adult ADHD Self-Report Scale (ASRS; Murphy & Adler, 2004)가 포함된다. 게다가 Barkley Adult ADHD

Rating Scale−Ⅳ (BAARS−Ⅳ, 2001a)는 배우자, 부모 또는 형제 자매가 작성할 수 있는 "기타−보고"양식을 제공한다. 하지만, ADHD 아동들에 대한 자기보고척도의 사용에 대해서는 의구심을 갖는 여구들이 많다는 것을 주목해야 한다. 성인에서 ADHD 식별을 위한 자가보고 데이터 사용이 소아에게 적용할 때보다 신뢰성이 있는지는 아직 해결해야 할 부분이다.

임상의는 단순히 증상을 평가하는 것이 아니라 이러한 증상과 관련된 기능장애의 수준을 평가하는 것이 좋다. 평가되어야 하는 장애의 중요한 영역에는 가족 상호 작용, 또래 관계 및 직업 수행이 포함된다. 이러한 영역을 평가하는 한 가지 방법은 직접 관찰 또는 기능적 행동 평가이다. 그러나 이러한 관찰 또는 평가는 일반적으로 성인 환자에게 완료하기가 더 어렵다. 따라서, Weiss Functional Impairment Rating Scale 또는 Barkley Functional Impairment Scale for Adults(성인용 BFIS; Barkley, 2011b)과 같은 평정척도는 집과 직장과 같은 서로 다른 환경에서의 ADHD 정도를 평가하는 데 사용된다. ADHD 진단에 합당하려면, 성인은 질환에 대한 충분한 증상 개수뿐만 아니라 적어도 한 가지 상황에서 어느 정도의 기능장애를 입증 해야 한다.

표 5. 성인 ADHD 평정 척도

임상가 평정 척도	설명
Adult ADHD Clinical Diagnosis Scale	현재 성인 ADHD 증상을 평가하기 위한 반구조화 면접
Adult Investigator Symptom Rating Scale	18개의 증상 심각도 평정 척도로 증상에 관한 "맥락" 질문을 포함
Brown Attention-Deficit Disorder Scales	4점 증상 빈도 평정 척도. 주로 부주의 증상에 초점
Conner's Adult ADHD Diagnostic Interview for DSM-IV	아동기(회상) 및 성인 ADHD 증상에 관한 별개의 질문을 포함하는 18문항 척도
자기 보고 행동 척도	**설명**
Barkley Adult ADHD Rating Scale-IV	증상 발생 연령과 여러 상황에 걸쳐 관련된 장애를 평가
Brown Attention-Deficit Disorder Scale for Adults	적절한 집중과 각성을 개시하고 유지하는 데 겪는 어려움과 관련된 인지 증상을 평가하는 4점 빈도 평정 척도
Conners' Adult ADHD Rating Scale	빈도와 심각도 모두 측정된 증상. 아동기와 성인기 병력에 관해 질문한다.
Pilot Adult ADHD Self-Report Scale	DSM-IV의 18항목과 맞는 빈도 기반 척도. 증상을 설명하는 상황적 "맥락"을 포함
정보제공자 증상 목록	**설명**
Barkley Adult ADHD Rating Scale-IV	증상 발생 연령과 여러 상황에 걸쳐 관련된 장애를 평가

1.7.3 정신교육적 평가

정신교육적 평가는 대학에서 학업 수행에 어려움을 겪고 있는 초기 성인기 또는 아직 수행 능력에 영향을 미치지 않고 진단되지는 않았지만, 특정 학습장애가 있을 것으로 추정되는 성인을 대상으로 한다. 일반적으로 이러한 형태의 평가 목표는 문제에 기여하는 요인을 파악한 후, 그에 따른 어려움을 보완하는 데 도움이 되는 적절한 전략과 편의를 제공하는 것이다. 이러한 검사는 인지적 강점과 약점, 학습기술, 정보처리, 주의력이나 기억력 문제, 불안이나 우울증과 같은 심리적인 문제 또는 다른 요인 또는 요인의 조합을 평가한다. 학습장애가 관련되었다는 어떤 징후가 있을 때 지능과 성취도에 대한 평가를 실시해야 한다. 정신교육적 평가가 ADHD를 확인하는 데 충분히 민감하거나 특이적이지 않다는 것을 강조하는 것이 중요하다. 하지만, 특정 학습장애나 지적장애를 포함한 발달적 결함과 같은 다른 공존질환을 확인할 때는 유용하다.

1.7.4 신경심리학적 평가

어떠한 단일 신경심리검사도 성인에서 ADHD를 안정적으로 식별하거나 정신자극제와 같은 ADHD치료 반응을 예측할 수 없다(Brown & Daly, 2009 참조). 하지만, 신경심리검사를 조합하여 수행하면 유용한 정보를 얻을 수 있고(예를 들어, 주의력 문제의 확인), ADHD나 다른 공존질환 진단이 용이하다. 많은 경우 평가 결과는 임상의가 대학 환경이나 직장에서 관련된 학습 문제를 파악하는 데 도움이 될 수 있다. 신경심리검사에 의해 종종 평가되는 ADHD 성인의 인지장애는 선택주의, 기억, 반응시간 및 정보처리속도, 운동속도, 시각운동능력 및 실행 기능이다.

주의집중을 측정하는 신경심리검사에는 Gordon Diagnostic System (Gordon, 1982), Tests of Variables of Attention (TOVA, Greenberg & Waldmant, 1993), go/no-go tasks, Rapid Visual Information Processing (RVIP) task, 및 Conners' Continuous Performance Test 3rd Edition (CPT 3; Conners, 2014)가 있다. ADHD 평가에 적절한 다른 신경 심리적 평가에는 digit span test(예: Wechsler, 2008), California Verbal Learning Test (Delis, Freeland, Krmer, Kaplan, 1988), Sentence Repetition Tests (Lezak, 1995) 및 Wechsler Memory Scale-Fourth edition (WMS-Ⅳ Wechsler, 2009)와 같은 언어작업기억력에 대한 평가가 있다. 정신적 유연성, 작업기억과 수행기능을 측정하는 중요한 평가에는 Wisconsin Card Sorting Test (Berg, 1948), Stroop Color-Word Interference Test (Golden, 1978), Rey-Osterreith Complex Figure (Osterrieth, 1944), Delis-Kaplin Executive Function System (Delis, Kaplan, & Kramer, 2001)이 있다. 마지막으로, 다중 능력을 평가하는 검사에는 Cambridge Neuropsychological Test Automated Battery (CANTAB; Sahakian et al., 1988)이 있다. 이러한 신경 심리 검사의 일부는 3장에서 보다 자세하게 논의된다.

일부 개인은 약물에 대한 접근(사적 이용이나 재판매용) 또는 직장에서의 편의와 같은 외부적인 이득을 확보하고자 ADHD 진단을 받으려고 할 수도 있다는 것에 유의해야 한다. 따라서,

Test of Memory Malingering, Validity Indicator Profile (VIP), the Computerized Assessment of Response Bias, Minnesota Multiphasic Personality Inventory-2의 Validity scale과 같은 꾀병을 위한 검사가 과장된 성과 또는 "나쁜 척하는 것"을 찾고자 하는 의도를 평가하기 위해 신경심리학적 배터리의 일부로 포함될 수 있다.

1.7.5 실험실 검사

ADHD 진단은 임상적 평가를 기반으로 한다. ADHD의 눈에 띄는 병력이 없는 경우에는 실험실 검사, 생리학적, 영상의학적 또는 신경학적 검사는 필수적이지 않다(Gualtieri & Johnson, 2005). ADHD 성인 연구에서 유발전위, 유전자검사와 기능적 뇌영상검사가 사용되었지만, 이러한 검사들은 아직 잘 정의된 임상적 유용성이 부족하기 때문에 임상적으로는 도움이 되지 않는다. 정량 뇌파 검사(qEEG)와 단일광자방출 컴퓨터 단층 촬영(SPECT)은 일부 타당성이 검증되었지만, 성인 ADHD 대상으로 한 진단적 사용에 대한 유용성과 접근성은 아직 명확하지 않다(Arns, Conners, & Karaemer, 2013).

ADHD
IN ADULTS

2

성인에서 ADHD의 이론과 모델

Brian P. Daly, PhD
Elizabeth Nicholls, MS
Ronald T. Brown, PhD, ABPP

ADHD in Adults

2 성인에서 ADHD의 이론과 모델

2.1 ADHD에서 신경생물학적 요인

2.1.1 유전적 기여

ADHD는 정신질환 중 가장 유전적(heritable)인 질환 중 하나이다. 미국, 캐나다 및 호주에서 실시된 쌍둥이 연구의 최근 메타분석 결과에 따르면 ADHD의 다양성은 76%가 유전적 요인에서 기인한다고 밝혀졌다(Kooij et al., 2010). 실제로, ADHD로 진단된 직계 가족을 둔 개인은 진단을 받을 위험도가 4배에서 10배였다(Faraone & Biederman, 2005). 현존하는 문헌에서 ADHD에 대한 감수성에 대한 강한 유전적 요소를 보여 주었지만, 장애와 관련이 있을 수 있는 특정 유전자를 확인하고자 했던 연구는 결론이 나지 않았다(Kieling, Goncalves, Tannock, & Castellanos, 2008). 유전 연구는 일반적으로 도파민 수용체 유전자의 변이를 제안한다(Kooij et al., 2010). 예를 들어, ADHD 환자의 연구에서 D_2/D_3 도파민 수용체 아형의 유용성이 감소된 것을 확인하였고, 이는 부주의 증상과도 관련이 있었다(Cortese, 2012). 또한,

유전자는 ADHD 병인에서 두드러진 역할을 한다.

노르아드레날린성 및 세로토닌성 수송체의 유전적 이상은 ADHD를 가진 소아 및 성인의 여러 분자 유전학 연구에서 확인되었다(Cortese, 2012; Joahnsson et al., 2010; Kooij et al., 2010; Li, Sham, Owen, He, 2006). 그러나 현재까지 확인된 모든 후보 유전자는 ADHD 진단에서 변이의 단 3.2% 만을 차지한다(Kuntsi, Neale, Chen, Faraone, & Asherson, 2006). 더욱이 전장유전체연관분석(GWAS)을 밝히려는 노력은 성공하지 못해서 개별적 돌연변이의 특정 영향을 끼치는 복합적 유전적 프로파일은 아직 불분명하다(Cortese, 2012). 여러 연구에서 ADHD로 진단받은 전체가 아닌 일부 아동이 성인에서도 진단 기준을 계속 충족시키는 이유에 대한 확실한 유전학적 설명을 제시하지는 못하였다. 장애의 자연사에 관한 몇몇 근거는 소아와 성인의 ADHD에 대한 유전성의 차이를 지적한다. 예를 들어, 아동의 쌍둥이 연구에서 ADHD의 유전 가능성 지수가 76%인 것으로 확인되었지만, 이 값은 성인 쌍둥이에서는 40%로 떨어진다(van den Berg, Willemsen, de Gues 및 Boomsma, 2006). 일부 학자들은 성인기까지 지속되는 ADHD는 다른 유전 특성과 관련된 질환의 특별한 유전적 형태일 수 있다고 생각한다(Larsson, Larosson, & Lichtenstein, 2004). 예를 들어, 도파민 전달체를 암호화하는 데 관여하는 *DAT1* 유전자는 소아와 성인에서 ADHD와 다르게 연관되어 있다(Frankle et al., 2008). ADHD의 유전학에 대한 연구는 비교적 초기 단계이기 때문에 성인 ADHD의 유전적 병인학에 관해 명확한 결론을 도출하는 것은 어렵다. 유전적 요소를 특징으로 삼는 많은 복잡한 정신장애와 마찬가지로 ADHD는 환경적 요소와 상호 작용하는 유전자가 약하거나 중도의 효과가 있는 유전자의 조합으로 발생할 것이다(Kieling et al., 2008).

2.1.2 신경학적 요인

ADHD에 특이적인 병태 생리학은 아직 확립되지 않았지만, 연구에서 수많은 신경학적 상관 관계가 확인되었다(Cortese et al., 2012; Halperin & Schulz, 2006). ADHD의 병태 생리학에서 주요 관심 분야는 전두엽선조체와 전두피질하 영역으로 특히 뇌의 우반구에 있다(Halperin & Schulz, 2006; Schneider, Retz, Coogan, Thome, & Rosler, 2006). 억제 조절, 선택적 주의력, 목표 지향적 행동, 집중 및 의사 결정과 같은 실행 기능은 뇌의 이러한 영역에 크게 의존한다(Cortese, 2012l Schneider et al., 2006). 이 연구에는 많은 논란이 있지만, 잘 디자인된 수많은 연구에서 발달 과정 내내 안정되어 있고, 정신약물학적 중재로 설명될 수 없는 어린 아이의 ADHD 관련 뇌 형태가 확인되었다(Cortese et al., 2012; Halperin & Schulz, 2006).

전두엽선조체와 전두피질하 영역이 시사된다.

ADHD와 뇌 구조 사이의 관계를 본 연구에서는 ADHD를 가진 아이들은 정상적인 또래와 비교했을 때 우측 전두엽, 뇌량, 기저핵, 소뇌편도의 일부 영역의 부피 감소와 전체 뇌 부피가 감소한다는 것을 발견했다(Cortese et al., 2012; Lieling et al., 2008). 이 아동들의 일부에서 운동성과 활동성을 설명할 수 있는 우측 체성신경계의 이상도 확인되었다(Cortese 외 알, 2012). 성인 ADHD에 초점을 둔 신경영상 의학연구는 아동 ADHD 문헌에서 발견된 것보다 덜 강력하다. 자기공명영상을 사용하는 연구에서, 정상적으로 성장한 동년배에 비해 성인 ADHD의 전측 대상피질과 배외측전전두엽의 부피감소를 보였다(Seidman et al., 2006). 전측 대상피질은 집행통제와 관련된 뇌 영역인 배외측전전두엽과 강한 연관성이 있다는 점은 특히 주목할 만하다(Seidman et al., 2006). 부피차이는 인구학적 특성, 정신과적 공존질환이나 인지적 변수와 상관없이 확인되었다는 것이 중요하다(Seidman et al., 2006). 이러한 결과는 ADHD 성인에서 공존질환 유병률이 높다는 것을 감안할 때 특히 중요하다.

혈류의 변화를 기반으로 뇌에서 활동을 측정하는 기능적 신경 영상 기술도 현재 ADHD를 이해하는 데 중요한 공헌을 했다. 소아 코호트에서 ADHD는 행동 조절, 감정 조절 및 충동 조절에 중요한 전두엽-변연계-선조체 회로 이상이 관련된 것으로 보인다. 예를 들어, 지속 주의력과 집중력에 필수적인 전두엽-두정엽-피질하 회로에 이상이 나타난다. 비정상 상태는 휴식기에 활동하는 뇌 영역을 포함하는 기본상태회로에서도 나타난다(Cortese et al., 2012). ADHD가 있는 경우, 비정상적으로 활발하게 "쉬는" 뇌의 영역이 지속적인 집중을 요구하는 작업을 수행하는 동안 인지적인 수행을 방해하다는 것을 제안하였다(Cortese et al., 2012). ADHD로 진단된 성인에 초점을 맞춘 기능성 뇌자기공명영상연구(fMRI)의 결과는 소아 ADHD의 연구 결과를 지지한다. 예를 들어, 24개의 fMRI 연구의 메타 분석결과에서 전두엽-두정엽-피질하 회로에 활성저하를 보인다고 발표하였다. 그러나 다른 fMRI의 결과는 소아와 성인에서 ADHD 표현 차이의 임상적인 관찰을 지지한다. 더 특이적인 것은 체성신경계의 활성저하는 소아에 비해 성인에서 덜 두드러지는데 이는 나이가 들면서 노화가 진행되면서 과잉행동 증상이 줄어드는 잠재적인 신경학적 근거를 의미한다(Cortese et al., 2012).

도파민, 아드레날린, 세로토닌, 콜린 경로를 포함한 ADHD의 신경화학적 특성을 알아보는 연구가 늘어나고 있다(Cortese et al., 2012). 성인 ADHD에서 도파민 경로의 이상을 시사하는 가장 강력한 근거는 증상을 조절하기 위해 사용하는 정신자극제가 뇌의 도파민 이용도를 증가시킨다는 것이다(Cortese et al., 2012). 정신자극제가 노르에피네프린의 이용가능도도 증가시킨다는 일부 근거가 존재한다. 하지만, 이 연구의 일부는 유용한 노르에피네프린 추적자가 부재하다는 이유로 덜 발전되었다(Cortese, 2012). ADHD에서 도파민시스템의 활성 저하에 대한 부가적인 근거는 도파민이 밀집되어 있는 뇌의 영역(미상핵, 담창구, 선조체)에서 부피와 혈류감소를 보인 연구에서 증명되었다. 뿐만 아니라, ADHD 존재여부에 따라 도파민 결합에서 차이를 시사하는 일부 근거가 있다(Tripp & Wickens, 2008).

전두엽선조체와 전두피질하 영영이 ADHD의 병태생리에서 시사된다.

도파민의 이상과 ADHD 증상과의 관계를 설명하려는 여러 이론적 모델들이 발달했다(Sagvolden et al., 2005; Tripp & Wickens, 2008). 첫 번째 모델인 역동 발달 이론의 전제는 도파민이 뇌에서 조절 기능을 하고, 뇌의 보상체계에서 그 역할을 하여 학습과정에 중요한 역할을 한다는 것이다(Sagvolden et al., 2005). ADHD의 이 이론과 동일하게 ADHD가 있는 사람은 학습과정 동안 저하된 도파민 방출을 경험하게 되고 이와 연관된 행동에 이용 가능한 시간이 단축된다. ADHD의 이론에 부합되게, 비정상 학습은 부정적인 행동 소거, 보상 지연의 어려움, 충동성, 부주의, 탈억제의 문제를 초래한다(Sagvolden et al., 2005). 도파민과 ADHD 관계를 설명하기 위해 개발된 약간 다른 이론적 모델에서, Tripp and Wickens (2008)는 ADHD가 있는 소아는 사건을 강화시키는 신호인 "예상하는(anticipatory)" 도파민 방출을 하지 못한다고 상정하였다. 이처럼, ADHD 소아는 명령받은 행동에 참여하는 데 강화되지 않고, 과잉행동과 충동성은 지연된 강화에 대한 비정상적인 민감성에서 생긴다(Tripp & Wickens, 2008). 이러한 이론은 비정상 학습 과정이 ADHD와 관련이 있다는 것을 시사

몇몇 이론은 학습과정 손상이 ADHD와 관련이 있다고 제안한다.

하고 있으나, 이 과정에서 도파민의 정확한 역할은 아직 명확히 정의되지 않았다. 더욱이, 일부 연구자들은 성인 ADHD가 아직 명확히 이해되지 않는 독특한 신경생물학적 특징을 가진 별개의 인구집단을 나타낸다고 제안한다(Schneider et al., 2006).

신경생물학적인 결과를 아우르는 ADHD의 다른 하나의 이론은 Halperin and Schulz (2006)가 제시한 발달학적 이론이다. 이 이론은 전전두엽의 발달 차이가 나이에 따른 차별적 증상감소를 설명할 수 있다고 제안하였다(Halperin & Schulz., 2006). 성인 ADHD에서 일관되지 않는 수행기능결함과 신경영상 자료를 보여주는 결과를 바탕으로 이러한 전문가들은 전전두엽 피질 이상과 이것의 ADHD에서 인과적 역할에 의문을 제기한다. 대신에, Halperin and Schulz는 전전두엽 피질 발달이 단지 효과적이지 않은 각성 기전을 초래하는 뇌의 다른 영역의 초기 이상을 보상한다는 이론을 제시하였다. 이러한 전문가들은 ADHD "회복"에서 차이는 본질적으로 전전두엽 피질 발달 뇌구조와 연결성의 초기 이상이 교정된 정도에 따른 차이라고 주장하였다.

ADHD에 관한 구조적, 기능적 신경화학적 연구는 아직 발달 초기단계이다. 결과적으로 많은 결과들이 반박 받거나 비일관적으로 재시행된다(Halperin & Schulz, 2006). ADHD의 뇌 기반은 동시에 연구하기 어려울 정도의 다중의 대규모, 고도로 복잡한 네트워크와 시스템을 포함하는 것으로 보이므로 놀라운 것이 아니다(Cortese, 2012; Nigg & Casey, 2005). 무엇보다도 ADHD 증상의 이질성과 발달학적 표현의 차이는 이 장애의 명확한 신경생물학적 원인을 확인하려는 노력을 어렵게 한다(Cortese, 2012).

2.1.3 인지적 결정인자

ADHD가 있는 사람들에서 신경인지 유형이 안정적이라고 알려졌음에도 불구하고, ADHD는 신경 심리적 강점과 약점이 매우 다양할 수 있는 장애이다(Halperin, Trampush, Miller, Marks, & Newcorn, 2008). ADHD로 진단받은 아동에서 가장 흔히 발견되는 신경인지 수행에서의 결함은 인지적 통제, 수행기능, 각성-주의력, 동기이다(Nigg & Casey, 2005). 그러나 신경인지적 특성은 ADHD 아동이 성인이 되면서 바뀐다. 최근 연구 중 신경인지 수행능력을 세 가지 군 또는 그 군들의 조합 간에서 비교한 연구가 있다. (1) ADHD가 지속되는 나이 든 청년, (2) ADHD 증상이 관해된 나이 든 청년, (3) 정상적으로 발달한 동년배 집단(Halperin et al., 2008). 이같은 결과를 바탕으로 Halperin and colleagues (2008)은 ADHD 증상이 지속되는 나이 든 청년이 더 이상장애의 진단 기준을 충족하지 않는 청년에 비해서 주의력 조절에 더 어려움을 겪고, 덜 노력해도 되는 과제의 주의력에서는 그렇지 않을 것이라고 제안하였다.

ADHD 성인의 신경인지수행에 중점을 둔 문헌은 생에 걸친 ADHD 경과에 관한 중요한 정보를 제공한다. 24개의 경험적 연구의 메타분석 결과는 성인 ADHD는 언어기억력, 지속 및 초점 주의력, 작업기억력을 요구하는 추상적 언어문제 해결 과제에서 결함이 있다는 것을 밝혔다(Schoechlin & Engel, 2005). Halperin and colleagues (2008)의 결과와 일관되게 성인 ADHD는 주의력과 작업 기억력을 요구하는 복잡한 과제에 비해 단순 각성을 요구하는 과제에서 덜 손상되었다(Schoechlin & Engel, 2005). 놀랍게도, 수행기능에 대한 효과크기는 작았다(d=.21; Schoechlin & Engel, 2005). 또 다른 성인 ADHD들의 신경인지 수행능력에 대한 메타 분석 연구는 소아기에 ADHD 유무를 성공적으로 분간하였던 수행기능 평가가 성인기의 같은 차이를 분간해내는 데 실패하였다는 것을 보여주었다(Hervey, Epstein, & Curry, 2004). 특히, 성인 ADHD는 wisconsin card sorting test, stroop color word interference test 또는 kagan matching familiar figures test에서 이상이 증거가 되지 않았고, 이는 이러한 검사가 ADHD가 있는 성인에서 더 이상 문제가 되지 않은 수행기능의 영역과 구조를 측정할 수도 있다는 것을 제안한다(Hervey, Epstein, & Curry, 2004). 이러한 결과는 Halperin and Schulz (2006)의 발달학적 이론을 지지한다. Halperin and Schulz는 노화로 인한 전전두엽 피질의 변화가 아동기에 ADHD 진단된 경우에 비해 수행기능의 일부영역에서 덜 애쓰면서 성인기로 옮겨간다고 주장하였다.

Russell Barkley의 모델은 ADHD에서 유용한 공식이다.

성인 ADHD에서 관찰되는 신경인지 결함에 대응하여, Barkley (1997)는 ADHD의 원인론과 경과를 설명하는 데 도움을 줄 수 있는 통합적 이론을 개발하였다. 이 이론은 수행기능과 특이적으로 불량한 행동 억제는 ADHD의 중심되고 핵심 결함이라고 주장하였다. Barkley (1997)는 행동 억제를 사건에 대한 초기 반응 억제, 진행 중인 반응 중단, 간섭 제어의 3중 프로세스로 정의한다. 이 모델에 따라서 충동 조절의 기본적인 어려움은 정서, 동기, 각성의 자기조절, 운동 조절, 작업 기억 및 자기-지시적 혹은 자기-조절적인 말과 같은 보다 복잡한 행동의 어려움을 낳는다. 마찬가지로 불량한 행동 억제는 ADHD 성인에서 충동성, 고집, 자기통제력 부재를 초래한다. 더 최근 연구 결과에 따르면, Barkley et al., (2008)는 ADHD가 있는 성인이 목표지향적 행동에 참여하는 능력을 손상시키는 수행 기능의 핵심 특징으로서 자기 인식과 자기 주도적 주의력을 나중에 추가하였다. Barkley의 통합적인 이론은 ADHD 연구 분야에서 매우 큰 영향을 미쳐 이 인구집단에서 수행기능장애에 대한 수많은 연구로 이어졌다. 하지만, 성인 ADHD에서 수행기능 결함의 발생 방법과 이유, 전전두엽 피질 이상이 ADHD 증상의 주요 원인인지 여부 및 이러한 증상이 평생 지속되는지 여부에 대한 질문은 향후 연구의 주요 초점으로 남아있다.

2.2 환경적 위험 요인

ADHD의 정확한 원인은 아직 밝혀지지 않았음에도 불구하고 많은 연구들은 유전적 그리고 신경 생물학적 요소가 이 질환의 취약성에 대한 위험성의 대부분을 설명한다고 제시한다. 유전된 요소 뿐만 아니라, 환경적 위험요인들이 ADHD에 기여할 수 있다. ADHD가 아동기 발생장애이기 때문에 ADHD의 여러 환경적 위험 요소는 산전 또는 초기 아동기에 나타난다. 이러한 비유전적 요인에는 임신과 출산 합병증, 임신기간 동안 산모 흡연, 식이 요인, 정신사회적 역경이 있다. 이러한 요인이 반드시 원인이 되는 것은 아니지만, 장애 또는 증상에 대한 체질적 소인과 관련되거나 악화시킬 수 있다.

ADHD 와 관련된 많은 환경적 위험요인이 있다.

2.2.1 생물학적 역경 요인

기형발생물질은 약물, 물질, 혹은 발달하는 뇌 조직에 부정적으로 영향을 미치는 태반을 통과하는 상태이며 자궁안에 있을 때 노출된 아동에게 장기적으로 행동과 학습장애를 초래할 수 있다. ADHD 증상이나 ADHD의 발생과 가장 흔히 관련이 되어있다고 생각하는 기형발생물질은 임신 중 모체의 흡연, 산전 산모 음주와 불법 물질 오용, 바이러스 감염과 임신기간 동안 모체의 스트레스가 있다. 몇몇 전향 연구 결과는 임신기간 동안 담배를 피운 엄마와 영향 받은 아동에서 행동(예: 과잉행동)과 학습(예: 부주의) 문제사이의 관련성을 보여주었다(Cornelius & Day, 2009; Galera et al., 2011). 임신기간 중 중등도의 모체 알코올 사용 및 불법 물질 사용과 ADHD 증상의 위험도 증가사이의 관련성을 제시한 근거도 있다(Knopik et al., 2005). 몇 개의 전향적 연구 결과는 임신 동안 모체 스트레스와 자녀에서 ADHD 증상의 위험도간의 관련성을 지지하였다(Galera et al., 2011).

임신과 출산시 합병증(예: 임신중독증, 자간증, 조산, 불량한 산모 건강, 태아가사, 저출산체중)이 아동의 부주의와 과잉행동, 충동성의 위험도를 증가시킨다는 것을 제시하는 몇몇 근거가 있다(Galera et al., 2011; Millichap, 2008). 성인 ADHD 인구기반 연구에서 Halmoy and collegues (2012)는 저출생체중, 조산, 낮은 아프가 점수는 ADHD의 위험도를 증가시켰고, 이 결과는 출생 후 최대 40년까지 이어진다는 것을 발견하였다. 하지만, 이 합병증은 상대적으로 ADHD 아동의 적은 비율에서 관련이 있었다는 점을 주목해야 한다(APA, 2000).

ADHD나 ADHD 증상과 관련있는 산후 요인은 두부외상(예: 뇌진탕), 특히 상처가 전두엽이나 기저핵에 영향을 미칠 때 뇌종양, 뇌경색, 바이러스감염(예: 홍역, 수두, 풍진) 등이 있다. (Millichap, 2008), 두부손상이 있었던 일부 아동에서 관찰되는 공통적인 증상은 부주의, 충동성, 운동능력 조절 어려움이다. 이런 요인들이 ADHD 진단을 초래할 수 있지만, ADHD가 있는 아동의 아주 적은 비율만이 두부외상을 겪었다.

2.2.2 환경적 독소

생후 3년 이내에 고농도 납에 노출되는 것은 일부 아동에서 과잉행동, 산만함, 안절부절못함, 낮은 지능을 증가시킬 수 있다는 근거가 있다(Biederman, 2004). 하지만, 고농도 납에 노출된 많은 아동이 ADHD가 생기지는 않을 것이고, 납노출은 ADHD에서 상대적으로 일부 사례만을 설명한다. 하지만, 납에 노출된 아동은 공존 ADHD로 고통받을 수도 있다. ADHD와 관련된 다른 환경 독성물질은 산후 유기인 살충제 노출, 산전 Polychlorinated biphenyls (PCBs) 노출(Thapar, Cooper, Eyre, & Langley, 2013)이 있다.

몇몇 독소와 유기 오염물질은 ADHD 발생에 위험 요인일 수 있다.

2.2.3 식품첨가물과 식이 요인

식품첨가물과 식이 요인을 분석한 체계적 연구에서 단지 ADHD와의 연관성만 밝혔을 뿐이지 인과관계를 밝히지는 못하였다. ADHD와 연관성에서 가장 흔히 연구되는 식품첨가물과 식이요인은 영양결핍(예: 아연, 마그네슘, 고도불포화지방산), 영양과잉(예: 설탕, 인공 식품 색소), Ig G가 적거나 많은 음식(Thapar et al., 2013)을 포함한다. 특정 식품(예: 정제된 설탕)에 대한 알러지나 민감성과 ADHD 사이의 인과적 연관성을 입증하지 않는 강력한 문헌에도 불구하고, 많은 부모와 대중 매체는 ADHD나 ADHD 증상 발생을 일으키는 식품첨가물과 식이 요인의 역할을 끊임없이 논의한다.

대다수의 통제연구에서 ADHD 증상에 당분이 미치는 유의미한 부작용을 보여주는 데 실패하였다.

2.3 정신사회적 역경 요인

정신사회적인 역경 요인도 ADHD의 위험도를 증가시키거나 장애의 증상 정도를 악화시킬 수도 있다. 획기적인 연구에서 Rutter and colleagues (1975)는 한 개의 위험요인의 존재보다 가족 내에서 여섯 가지 위험요인 총합이 정신병리에 기여한다는 것을 발견하였다. 이러한 요인에는 (a) 심한 부부 불화, (b) 낮은 사회계층, (c) 대가족 (d) 아버지의 범죄 (e) 어머니의 정신장애 (f) 위탁 양육이 있다. 후속연구에 따르면 부정적인 가족 환경 변수가 ADHD의 위험 요인으로 작용할 수 있다는 것이 확인되었다(Biederman et al., 1995). 예를 들어, Knopik and colleagues (2005)는 모성 및 부성 알코올 남용은 아이가 ADHD 진단을 받을 가능성을 높인다는 것을 발견하였다. 추가 연구에서는 가족 역경, 낮은 경제 상태, 부모와 아동 사이의 적대감 혹은 갈등이 ADHD와 관련이 있다는 것을 밝혔다(Thapar et al., 2013). 정신사회적 역경 요인이 일반적으로 정신병리와 관련이 있고, ADHD에 국한되지는 않는다는 점은 주목할 만하다.

공존 심리학적 장애는 아동기 학대로부터 발생할 수 있다.

2.4 신경생물학적 · 환경적 및 정신사회적 역경 요인

ADHD는 임상적으로 아동과 성인에서 이질적이며 ADHD를 설명할 수 있는 단일 위험요인은 없다. 오히려 경로는 아마도 다중적이고 복합적이며 다양하다. 가족, 쌍둥이, 입양, 유전, 후보유전자 연구의 근거는 ADHD 발생에 유전이 가장 강력한 위험 요인이라는 점을 시사한다(Brock, Jimerson, & Hansen, 2009).

신경 생물학적 요소는 ADHD의 원인 중 중요한 역할을 한다. 그러나 ADHD의 원인에 대한 요즘 견해는 유전, 생물학과 환경적 영향의 이분법적 설명에서 달라지고 있다. 예를 들어, Nigg, Nikolas, and Burt (2010)는 유전자–환경(gene–environment) 상호작용에 대한 연구를 통해 ADHD의 원인에 대해 보다 완전한 이해를 할 수 있을 것이라고 제안하였다. 이 통합적인 관점에서 Nigg et al., (2010)은 "환경"은 아동의 발생에 부정적인 영향을 미치는 생물학적 혹은 정신사회적 사건을 포함한다는 것에 주목하였다. 이러한 전문가들은 이러한 경험과 사건에 여러 결정 요인이 있을 수 있으며, ADHD에서 체계적으로 연구되지 않았다는 점을 제안하였다. 비슷한 관점에서 유전과 환경의 상호작용은 신경생물학에 차별적으로 영향을 미치고, 이것은 차례로 ADHD 증상처럼 나타난다고 제시하였다. ADHD의 원인을 찾는 현재와 미래의 연구는 유전과 환경의 기여간의 상호작용과 그 결과 신경생물학적 발생에 미치는 영향에 계속 초점을 맞출 것이다. ADHD의 원인과 발현을 이해하도록 도와주는 유망하고 혁신적인 연구 방법론은 분자유적학, 후생유전학, 신경영상학이 있다.

ADHD 경로는 신경생물학적, 환경적, 정신사회적 요인의 상호작용을 포함할 가능성이 높다.

ADHD IN ADULTS

3

진단과 치료 적응증

Brian P. Daly, PhD
Elizabeth Nicholls, MS
Ronald T. Brown, PhD, ABPP

3 진단과 치료 적응증

많은 성인들은 자신의 자녀가 ADHD 진단을 받은 후 자신과 비슷한 장해를 견뎌내고 있다고 인지하면 스스로 평가를 의뢰한다. 추가적인 정보자료는 가족(파트너, 양육자와 같은), 성인의 1차 진료 의료진, 의료전문가가 포함된다. 성인은 조직화, 계획, 시간관리에서 지속되는 어려움, 불량한 직업수행, 사회적 또는 가족 관계 문제를 포함하는 다양한 이유로 ADHD 평가를 의뢰한다. 성인 ADHD 환자들은 고용주를 자주 바꾸고, 직업 만족이 덜하고, 독립적으로 일하는 데 어려움을 겪고, 보다 불안정한 장기적 관계를 경험하게 된다(Barkely et al., 2008).

많은 성인들이 ADHD 평가를 위해 자가의뢰 한다.

일부 성인 ADHD 환자는 취직과 대인관계에 어려움을 겪는다.

ADHD와 관련된 증상이 다양한 다른 정신상태(예: 우울증, 불안, 양극성장애)와도 관련이 있기 때문에 성인에서 ADHD를 정확하게 진단하는 것은 어렵다. 증상에는 물건을 어디다 두었는지 기억하는 데 어려움, 참여하지 않는 자료에 주의를 유지하기 어려움, 대화중에 앉아있는데 불편함, 사회적 혹은 직업상황에서 자주 방해하는 것을 포함한다. 뿐만 아니라, 증상 표현과 기능 장애의 관점에서 ADHD는 개인마다 다르게 영향을 미치는 이질적인 상태이다. 따라서, ADHD 평가는 다수의 장애로부터 감별하고 심지어 여러 공존질환을 확인하는 평가를 수행하는 임무를 띤 임상가에게 많은 난제를 제시할 수 있다. 임상가는 우정, 직업 수행, 가정생활, 지역사회활동과 같은 개인 삶의 요소를 방해하는 행동의 정도와 빈도에 주의를 기울여야 한다. 임상가는 첫 만남에서 다른 임상가로부터 ADHD 진단을 받거나 ADHD 과거 기록문서를 제시하는 내담자를 만날 수도 있다. ADHD의 표현형태가 시간이 지나면서 진화하고 환경의 맥락에 따라 달라지기 때문에 임상가는 현재 증상의 존재 혹은 부재 및 관련된 장애의 수준을 평가하는 자신만의 통합적인 평가를 수행하는 것이 권고 된다(Surman, 2013).

성인에서 ADHD의 평가와 진단은 공존질환 때문에 어렵다.

3.1 평가 절차

성인이 ADHD 진단 기준을 충족하는지를 결정하기 위한 통합적 평가를 수행할 때, 임상가는 연인이나 배우자 또는 양육자와 같이 내담자를 잘 아는 다른 사람으로부터 가능한 많은 이차적인 정보를 수집하는 것이 권고된다. 성인기 동안 ADHD 진단을 붙이기 위해서는(12세 이전) 증상의 과거력과 아동기 동안의 장애와 가능하면 뒷받침하는 문서가 있어야만 한다. 따라서 ADHD의 자연경과를 알아차리는 것이 진단을 하는 데 결정적이다. 다중기법 평가는 다음 요소가 포함되어야 한다. (1) 행동 및 의학적 과거력에 중점을 둔 면밀한 발달력, (2) 내담자의 임상면접 및 가능하면 내담자의 연인 혹은 부모의 임상면접, (3) 여러 상황(가정, 직장, 다른 활동)에 걸친 ADHD와 관련될 수 있는 행동과 관련된 광범위한 관점을 포착하기 위한 목적으로 다수의 정보제공자가 작성하는 평정 척도 혹은 체크리스트, (4) 공존정신과적 진단 혹은 특정 학습장애의 평가.

부가정보를 얻는 것은 평가 과정에 중요하다.

보다 시간 집약적이지만 진단적 과정에서 도움이 될 수 있는 다른 평가 절차는 가정이나 지역사회 관찰과 학습장애를 평가하는 목적으로 정신교육적 또는 신경심리검사를 포함한다. 가정이나 여가 상황에서 내담자의 행동의 직접 관찰은 임상가가 자연스러운 맥락에서 증상표현에 관한 정보를 얻을 수 있는 방법을 제공하기 때문에 유용할 수 있다. 뿐만 아니라, 단일 진료실 방문에서 보여주지 못하는 행동의 집합체를 포착한다. 이 정보는 진단적 과정에서 분명히 정보를 줄 수 있지만, 성인 내담자와 작업을 하는 많은 정신보건 전문가는 이 작업이 상당한 시간을 요구하고 이러한 평가가 보상되지 않을 가능성 때문에 실행 가능하다고 보지 않는다. 정신교육적 혹은 신경심리학적 검사는 ADHD를 식별하지 못하지만, 이러한 평가는 특정학습장애와 같은 다른 인지적 공존장애를 식별하는 데 유용할 수 있다. 다음 장에서 논의되는 도구는 모든 상황에서 이용 가능한 ADHD 평가 기법의 완전한 목록을 나타내지는 않는다. 대신, 이 장은 ADHD 평가에 중요한 요소를 검토하고 상응하는 근거기반 평가전략을 강조한다(특정 검사의 보다 자세한 논의, Barkley, 2010; Barkley et al., 2008 And Spies, Carlson, & Geisinger, 2010를 보시오).

3.1.1 일반적 고려사항

진단 과정은 궁극적으로 DSM-5, ICD-10 진단 기준에 따라 성인이 기준을 충족하는지 아닌지를 평가하는 것을 포함해야만 한다. 임상가가 ADHD가 있다고 의심되는 성인의 평가를 수행

배우자, 가족구성원이나 친한 친구는 ADHD 증상과 관련하여 다른 시각을 가질 수 있다.

하기에 앞서 고려해야 할 몇 가지 중요한 사안이 있다. 첫째, ADHD가 있는 일부 성인은, 어린 아이들과 마찬가지로, 자신의 어려움과 초래하는 장애에 대한 인식이 제한될 수 있어서 자신의 행동을 과소 보고할 수 있다. 둘째, 다른 정보제공자는 다른 정보를 제공할 수 있고, 임상가가 면접할 수 있는 다양한 정보제공자가 동의하지 않을 수도 있으며, 평가상황에 그들 자신의 편견을 개입할 수도 있다. 예를 들어, 배우자들은 자신의 배우자가 체계적이지 않고 업무를 완수하는 데 어려움이 있다고 불평할 수 있다. 대신, 양육자로부터의 정보는 이러한 행동이 아동기에는 없었다고 말할 수도 있다. 셋째, ADHD의 증상 표현은 다양하고 상황이나 환경 그리고 맥락에 좌우될 수 있다. 예를 들어, 직업이 긴 회의 동안 앉아있고, 여유 없는 일정으로 업무를 수행하는 것이 필요하다면 성인은 심각한 수행 곤란을 경험할 수 있다. 하지만, 이러한 동일한 개인이 많은 조직생활의 요구를 완수해야 할 필요가 없는 덜 구조화된 가정환경에서는 잘 지낼 수 있다. 끝으로, 임상가는 개인이 정신자극제 약물을 얻기 위한 목적으로 ADHD 증상이 있다고 잘못 표현하는지를 주의깊게 평가해야 한다(Surman, 2013). ADHD 진단을 확정 혹은 부정할 수 있는 단일 검사가 없다는 점에서 "나쁜 척하기"는 임상현장에서 도전적인 작업이다. 정신자극제 약물을 오용 혹은 남용할 높은 위험성이 있는 성인군은 물질남용자, 범죄집단, 고도로 경쟁적인 직업에서 일하는 성인이 있다(Surman, 2013).

3.1.2 발달학적 이력

내담자의 발달력에 관한 정보는 내담자나 내담자의 양육자나 배우자에게 구조화된 혹은 반구조화된 면접 혹은 질문지를 적용하는 것을 통해 얻을 수 있다. 발달력을 위해 수집되는 정보는 대개 다음과 같은 영역에 초점을 맞춘다. 산전 및 주산기 이력, 발달 이정표, 의료기록, 가족력, 치료력, 과거 및 현재(해당되는 경우) 학교 기능, 과거 및 현재 사회적 관계, 현재 행동 문제와 다른 문제. 진단 과정에서 이 정보를 최대한 활용하기 위해서 임상가는 정상 주의력 발달, 정서 조절, 연령 적합 행동과 사회기술에 대한 이해가 있어야 한다. 또한 평범한 발달력이 자동적으로 ADHD의 부재를 의미하지 않는다는 점은 유의해야 한다. 오히려 주의력 문제에 중요한 이력이 이 장애의 존재를 암시할 가능성이 높다.

발달력은 내담자의 양육자나 배우자가 작성한 설문지나 면담을 통해서 얻을 수 있다.

3.1.3. 임상적 면접

임상적 면접은 아동과 성인 모두에서 조사하기 위한 포괄적인 ADHD 평가의 기초이다. 하지만, 아동과 비교하여 성인에서 ADHD 진단적 과정에서 몇 가지 잠재적인 차이가 있다. 예를 들어, 아동에서 ADHD를 진단할 때, 최선의 진료는 아동이 여러 영역에 걸쳐 기능장애를 초래하는 ADHD 증상을 증명할 수 있도록 여러 정보제공자(예: 아동, 양육자, 교사)로부터 정보를 수집해야 한다고 제안한다(Barkely, 2006). 하지만, 여러 정보제공자로부터 자료를 수집하는 이 동일한 원칙은 ADHD 성인에서 평가할 때는 특히 어려울 수 있다. 부분적으로 이것은 면접의 후향적인 특성에 기인한다. 뿐만 아니라, ADHD가 있을 것으로 의심되는 성인의 보호자가 없을 수도 있고, 있다고 해도 임상가는

임상 면접은 ADHD 진단의 핵심이다.

ADHD 증상의 정도와 발생을 정확하게 회상하는 능력을 신중하게 고려해야만 한다(Kooij et al., 2010). 성인 ADHD의 보호자는 의료기록이 더 이른 발병연령을 기록하더라도 증상 발생연령을 대략 5년 정도 늦게 추정하는 경향이 있다는 증거가 있다(Kooij et al., 2010). 이전 교사와 증상 발생이나 심각성을 확증하려는 시도도 문제가 될 수 있다. 예를 들어, 주로 소아기의 부주의 증상은 교실에서는 눈에 띄지 않았을 수 있으며, 교사들에게 발견될 수 있다 하더라도 과거 수년 전에 일어났던 한 학생의 교실에서 행동을 정확하게 상기하는 것은 어려운 일일 수 있다(Kooij et al., 2010). 직장생활에서 보고된 장애가 있다면, 내담자의 고용주로부터 부가정보를 얻는 것이 유용할 수 있다. 하지만, 임상가는 고용주가 자신의 직원이 ADHD 진단을 받았다는 사실을 알게되면 부정적인 결과가 초래될 수 있으므로 임상가는 사생활 문제를 주의 깊게 고려해야만 한다.

임상가는 ADHD 를 평가할때 다양한 출처에서 정보를 찾아야한다.

외부 정보원으로부터 소아기때 기능에 대한 정보를 모으는 것이 어렵다는 점을 고려할 때, 임상가는 내담자의 성인기 증상에 익숙한 사람과 현재 증상을 확증하는 것에 초점을 맞추는 것을 선택할 수 있다. 여러 상황에 결쳐 장애에 관해 독특한 관점을 제공할 수 있기 때문에 보호자, 배우자, 연인, 동료와 친한 친구가 성인에서 ADHD를 평가하는 데 결정적이다. 보호자는 ADHD 성인보다 기능적 손상에 관해서 보다 정확한 보고자이고, 보호자는 부주의 증상 보고를 더 잘한다(Asherson et al., 2012). 뿐만 아니라 아동과 유사하게 ADHD가 있는 성인은 증상이나 정도를 부정확하게 회상하고 제한된 병식을 갖고 있으며, 증상 발생의 시기를 정확하게 보고하는 데 어려움을 겪는다(Kooij et al., 2010). 반면에, 임상가는 배우자, 연인, 친한 친구가 내담자의 어려움의 정도에 대해 알아채지 못할 수도 있다는 것을 고려할 필요가 있고, 내담자는 낙인 문제와 사생활 문제 때문에 고용주나 동료가 진단적 과정에 관여하는 것을 원치 않는다(Murphy & Schachar, 2000).

보호자, 배우자, 연인, 직장동료, 친구들은 여러 가지 면에서 질병에 대하여 독특한 관점을 제공해줄 수 있기 때문에 성인 ADHD를 평가하는 데 중요하다. 보호자는 성인 ADHD 환자들보다 기능적 손상에 대하여 더 정확한 보고자이며 부주의 증상에 대하여 더 잘 보고할 수 있다(Asherson et al., 2012). 또 소아청소년에서와 마찬가지로 성인 ADHD 환자들은 제한된 병식을 가지고 증상과 중증도에 대하여 부정확한 기억을 가지며 증상 발병 시기에 대하여 정확하게 보고하는 것을 어려워한다.

임상의들은 내담자의 소아기의 증상을 설명해줄 수 있는 학교생활기록부, 심리기록지, 진료기록지를 얻기 위해서도 노력해야 한다. 교사 면접이 불가능할 때, 임상가는 진단 과정에 중요한 학교생활기록부와 같은 문서를 얻는 것을 시도해 볼 수 있다(Kooij et al., 2010). 학교생활기록부의 교사 의견은 종종 임상의가 초기 학교 경험에 대한 도움되는 정보를 제공할 수도 있는 교실 행동이나 아동의 학업 어려움과 관련된 정보가 포함된다. 선생님들은 종종 아이의 학업적 어려움이나 수업시간 행동 등 학교생활이 어땠는지를 보는 도움이 될 만한 정보를 보고서에 적을 수 있다. 임상가들은 잠재적인 공존장애를 평가하기 위해서 아동기 동안 내담자가 받은 정신건강치료의 기록을 요청하고 싶을 수도 있다. 예를 들어, 과잉행동 증상이 있는 성인은 품행 문제 관리를 위해 의뢰되었을 수도 있다. 일부 경우에는, 이러한 전문가 접촉 기록이 과거에 몇 년간 아이를 대한 사람과의 면담 보다 더 유익할 수 있다.

부수적인 면접을 수행할 때, 임상가는 내담자의 임상 경과에 대한 명확한 그림에 관찰자 보고를 통합하기 위해 임상적 판단을 사용해야 한다. 안타깝게도, 외부에서 확정할 수 있는 정보를 수집하는 것이 항상 가능한 것은 아니다. 자기 보고 데이터에만 의존하여 진료하는 것에 대한 우려는 ADHD 자가 진단을 하고, 공식적인 진단 혹은 약물을 구하기 위해 임상가에게 제시하는 사람을 지칭하는 용어인, "ADHD가 되고 싶은 이들" 현상을 보인다(Barkley et al., 2008). 그러나 현재까지 성인들 가운데 ADHD를 자가 보고한 정보로만 평가하는 것이 과잉진단을 초래한다는 명확한 증거는 없다(Kooij et al., 2010). 사실 자가 보고에만 의존하는 임상의들은 ADHD 진단기준이 실제로 충족될 때 ADHD 진단을 실패하기 쉽다(Kooij et al., 2010). 그러므로 기민한 임상의는 독립적인 증상의 확증을 제공할 수 없는 성인이 면밀한 진단적 평가를 받을 수 있도록 임상적 판단을 사용해야만 한다.

임상의는 ADHD 증상 평가를 하기 위해 고안된 구조화된 임상면접을 이용하여 포괄적이고 유효한 정보를 얻는 능력을 최대한 활용할 수 있다. ADHD의 DSM-5 모든 진단기준을 감안하여 정보를 얻어야 한다. (a) 증상의 빈도, 중증도, 지속기간 (b) 발병 나이와 경과 (c) 여러상황과 환경에 걸친 증상의 만연함 (d) 증상과 관련된 기능손상 (e) 잠재적인 공존진단. 성인 ADHD의 DSM-5 진단기준을 사용한 유효한 구조화된 임상적 면접이 이용가능하지 않지만, 임상의는 내담자가 12세 이전에 5가지 증상 발생 보고만 하면되는 DSM-IV 진단기준에 기초한 기존의 도구를 사용할 수 있다.

CAADID (Epstein et al., 2001)는 포괄적이고 시행이 용이하고, 성인 ADHD 진단에 신뢰성과 타당성이 입증되어있다(Epstein & Kollins, 2006). 보통 내담자가 작성하는 CAADID의 첫번째 섹션은 ADHD 위험요소, 발달경과, 인구학적 이력, 동반된 공존병리의 선별과 같은 정보를 수집하기 위해 고안되었다. ADHD의 강한 유전 지수를 고려하면, ADHD의 가족력에 관한 인구학적 자료가 진단과정에 관련이 있다. 또한, 성인 ADHD를 유효한 장애로 최근에 인정한 것은 임상가가 가족 구성원 중에 ADHD 의심 사례에 관한 정보를 수집해야 한다는 것을 의미한다. CAADID의 두 번째 부분은 ADHD의 DSM-IV 진단기준을 체계적으로 평가하기 위한 임상적 면접으로 구성된다. 그러나 CAADID는 또 다른 정신질환으로 너 잘 설명되지 않는다고 기술된 DSM-IV 또는 DSM-5 ADHD 진단기준인 (E)를 충분히 다루지는 않는다.

구조화된 면담은 개인의 ADHD 증상을 부분적 혹은 완전히 설명할 수도 있는 다른 정신 상태를 포괄적으로 평가하는 데 사용될 수 있다. 임상현장에서 주로 사용되는 구조화된 정신과적 면접은 기분장애, 정신병적 증상, 불안, 물질남용, 신체화 증상, 식이, 적응장애를 평가하는 데 쓰이는 DSM-IV의 Semi-Structured Clinical Interview (SCID)이다(First, Spitzer, Gibbon, & Williams, 1996). ADHD의 진단적 평가에 SCID를 포함하는 것은 임상의가 개인의 부주의, 실행장애, 충동성의 증상이 다른 정신장애(예: 과불안장애, 조현병)로 인한 것이 아님을 확실하게 해 준다. SCID 결과는 치료 계획에 대한 지침을 마련해 줄 수 있다. 임상가는 성인 환자가 공존 성격장애를 갖고 있을 수 있다는 가능성을 고려해야만 한다. 성격장애는 ADHD와 충동성이나 지루함을 느낀다는 관점에서 겹치는 면이 있다(Kooij et al., 2010).

내담자가 성격장애의 진단 기준을 만족한다고 의심되는 임상가는 DSM-IV-TR II 축 성격장애에 대한 구조적 임상 면접을 실시하여 ADHD 증상을 설명하거나, 치료가 필요하거나, ADHD에 대한 개입을 복잡하게 할 수 있는 특성을 식별할 수 있다(SCID-II; First, Gibbon, Spitzer, Williams, & Benjamin, 1997).

3.1.4 행동 평가 척도

행동 평정 척도는 성인에서 ADHD의 평가시 핵심 요소이다.

행동 평가 척도도 성인에서 ADHD의 증거 기반 평가에서 결정적인 요소가 된다. 이러한 도구는 임상의가 비교적 빠르고 용이하게 표준집단에 비해 장애 수준을 정량화할 수 있도록 한다. ADHD가 의심되는 성인들에게 사용하도록 몇 가지 평가 척도가 개발되었지만, 현재의 DSM-5 진단기준을 반영하도록 척도가 수정되거나 업데이트된 것은 없다. 그러므로 행동 평가 척도의 결과는 점수가 DSM-IV 진단기준에 기반한 점수라는 것을 이해하여 적절하게 해석해야 한다. 임상가가 평가 척도의 결과가 ADHD를 진단하는 데 유일한 도구가 아니라는 점을 아는 것 또한 중요하다.

ADHD 성인 평가 척도 중에 가장 유용하고 신뢰할 만한 것은 CAARS (Conners, Erhardt, & Sparrow, 1999)이며 이것은 길이에 따라서 세 가지의 다른 종류가 있다(선별검사, 단축형, 연장형. CAARS 도구는 8가지 영역으로 구성된다. 부주의/인지적 문제, 과잉행동/안절부절 못함, 충동성/정서불안정, 자아개념에 대한 문제, DSM-IV 부주의증상, DSM-IV 과잉행동-충동성증상, 증상총합, ADHD지수. 불일치 지수는 임상가가 정보제공자에 의한 보고의 정확성을 평가하는 데 도움이 된다. T-scores는 각각의 지수에 대해 파생되었고, CAARS는 우수한 내용 타당도가 입증되었다(Taylor, Deb, & Unwin, 2011). 이 도구와 비슷한 버전인 CAARS-O는 보호자, 배우자, 직장 동료로부터 장애의 관찰자 평정을 얻는 데 사용될 수 있다.

성인 ADHD의 또다른 경험에 기반한 자기보고 평가 척도는 BAARS-IV (Barkley, 2011a)로 DSM-IV 진단기준에 따른다. BAARS-IV는 단축형과 연장선별형이 이용 가능하고, 두가지 모두 정보 제공자가 7분 이내로 작성할 수 있다. BAARS-IV는 ADHD의 현재와 과거 아동기증상을 평가하고, 한 번 구매하면 임상가가 도구를 복사할 수 있기 때문에 비용 효율적이다. CAARS 도구와 마찬가지로 BAARS-IV는 자가보고형과 환자의 기능을 잘 아는 사람(보호자, 배우자, 연인)에 의해 완성되는 다른 정보제공자 보고형이 있다. 임상현장에서 사용되는 다른 심리측정학상 안정적인 평가 척도에는 ADHD 평가 척도(DuPaul et al., 1998)와 BADDS (Brown & Gammon, 1991)가 있다. BADDS가 DSM-IV 진단기준 배포에 앞서 개발되어서 과잉행동/충동성 영역을 다루지 않고 있다는 것을 알고 있어야 한다. 하지만 이 척도는 성인 ADHD에서 부주의 증상의 중요성 때문에 임상 및 연구 환경에서 여전히 널리 이용되고 있다.

성인 ADHD에 흔히 사용되는 행동 평가 척도를 비교한 연구에서 CAARS와 BADDS가 성인 ADHD 증상을 평가하는 데 최상의 도구라는 것을 발견하였다(Kooij et al., 2008). 그러나 검토된 각각의 평가 척도(CAARS, BADDS, ADHD Rating Scales)는 비교적 위음성 또는 오진의 비율이 높아서(15.6~39.1%) ADHD 진단에 있어 유일한 도구로써 부적절함을 분명히 보여주고 있다. 같은 연구에서,. Kooij와 동료(2008)는 내담자, 파트너-관찰자, 임상가로부터 얻은 평가 척도를 비교했다. 분석에서 내담자가 파트너-관찰자보다 더 좋은 정보원이었지만, 내담자와 파트너-관찰자 모두 임상가 평가 보다는 증상을 과소 보고 하였다(Kooij et al., 2008). 그러므로 임상적으로 유용한 평가 척도는 임상면담에 중요한 요소이지만 ADHD를 진단하는 유일한 도구로써 독립적으로 사용되어서는 안된다.

3.1.5 감별진단 및 공존질환

임상가는 ADHD 평가를 수행할 때 감별 및 공존 상태를 평가해야만 한다.

공존 정신과적 진단은 성인 ADHD 인구집단에서 만연하며, 일부 보고에서는 성인 ADHD 환자의 80%가 최소 한 가지 이상의 부가적인 진단을 충족하며, 그 중 가장 흔한 것이 기분장애, 불안장애, 물질사용장애이다(Ficher et al., 2007; Kooij et al., 2010). 이 각각의 장애가 ADHD와 진단적으로 중첩되는 증상영역이 있기 때문에 감별진단이 어려울 수 있다. 그러나 정확한 감별진단과 잠재적인 공존질환의 면밀한 평가가 성인에서 ADHD 평가에서 가장 중요하다. 따라서 잠재적인 공존질환에 대한 포괄적인 평가를 보장하기 위해 광범위 기반 구조화된 임상면접(예: SCID, SCID-II)을 ADHD-관련 척도와 병행하여 시행하는 것이 권고된다.

3.1.6 평가

현재까지 ADHD를 독립적으로 진단하기에 충분한 민감도나 특이도를 가진 신경심리검사는 없다(Kooij et al., 2010). 게다가, ADHD의 신경인지적 이질성을 고려할 때 전문가들은 진단과정에서 인지평가의 가치에 대해 동의하지 않는다(Halperin & Schulz, 2006; Kooij et al., 2010). 예를 들어, ADHD 환자들이 ADHD 환자가 아닌 사람들에 비해서 전체 IQ 점수가 더 낮았지만(대략 평균보다 0.61 표준편차 낮음. Barkley, 2006), 전체 IQ가 ADHD의 지표로 신뢰할 만하게 사용될 수는 없다. 웩슬러 성인 지능검사 4판(WAIS-IV; Wechsler, 2008)과 같은 도구를 이용한 지적 평가는 학업이나 직업 수행에 영향을 줄 수 있는 인지적 결함을 설명하거나 ADHD 증상을 더 잘 설명하는 가능한 공존 학습 또는 기억력장애(예: 특정학습장애)의 감별진단에 도움이 된다.

ADHD가 수행기능의 손상과 관련이 있기 때문에 ADHD가 추정되는 성인에서 수행능력 평가는 진단 과정에서 중요한 부분이다(Barkley et al., 2008). 많은 평가방법이 임상가에게 이용 가능하다. 예를 들어, CPT-III (Conners, 2000)은 지속 및 선택 주의력, 각성, 충동성을 평가하는 14분짜리 go/no-go 검사이다. CPT-III는 정상 인구집단과 비교하여 내담자의 수행을 설명하는 분류평가(임상 혹은 비임상)를 해준다. 성인에서 수행 기능의 결함을 평가하는 데 이용하는 다른 도구로는 Stroop Color-Word Test (Stroop, 1935; Trenerry, Crosson, Deboe, & Leber, 1989), Wisconsin Card Sorting Test (Berg, 1948), Delis-Kaplan Executive Function System (delis et al., 2001)이 있다. 이러한 평가는 정신적 유연성, 보속, 추상적 개념 수립, 문제 해결 행동 및 억제와 같은 고위 인지 기능과 관련된 데이터를 산출한다. 성인 ADHD는 종종 이런 실행 기능평가의 각각에서 장애를 보이지만, 임상가는 이러한 검사에서 수행이 종종 일관되지 않는다는 점을 유의해야 한다(Halperin & Schulz, 2006). 지적 혹은 실행 기능의 개별 검사에서 정상범위 수행이 개인이 ADHD의 진단기준을 충족하지 않는다는 표시로 받아들여서는 안된다. 비슷하게 이와 같은 도구에서의 불량한 수행이 ADHD의 진단을 결정적으로 나타내는 것은

정신교육적 및 신경심리검사는 감별진단을 도울 수 있다.

아니다. 오히려, 이러한 도구들은 ADHD를 포괄적으로 평가하는 하나의 부분으로 사용될 수는 있을 것이다.

아래의 단계는 후기 청소년과 성인을 대상으로 한 포괄적인 평가 절차의 예이다.

1. 제시되는 문제와 연대기의 개요, 연계된 곳, 발달력, 병력, 학력, 사회적 요소를 포함한 이력, ADHD 관련 문제들을 보상하고자하는 행동의 평가
2. 증상이 개인적인 관계 뿐만 아니라 학교, 직장, 여가활동에 영향을 미치는 방식의 분석
3. ADHD가 있을 수 있는 사람의 발달력, 병력, 사회적 이력과 개인의 증상 및 그 영향에 관한 시각을 포함하는 보호자 또는 중요한 사람과의 면접
4. 지적 혹은 발달장애의 잠재적 존재 뿐만 아니라 성격장애의 존재를 조사하는 심리학적인 평가
5. Barkley interview (1998a) 또는 Brown Attention Deficit Disorder (ADD) Scale (Brown, 1996)에서 나온 ADHD 자기보고 체크리스트 뿐만 아니라 Minnesota Multiphasic Personality Inventory-2 (MMPI-2), the Symptom Checklist-90-Revised (Derogatis, 1975), the Beck Depression Inventory-II (Beck, Steer, & Brown, 1996), and the Beck Anxiety Inventory (Beck & Steer, 1994)와 같은 일반적인 심리 증상을 포함하는 자기 도구
6. 내담자가 ADHD의 DSM 진단기준을 만족하는지 여부를 평가하는 Barkley clinical interview form 또는 Brown ADD scale과 같은 반구조화 심리학적 면접(주의: DSM-5 진단기준에 기반한 현재 인터뷰는 없다(역자: DIVA-5 한국어판 현재

이용 가능함. https://www.divacenter.eu/DIVA.aspx).

7. WAIS–4, the Wechsler memory scale –4, academic skills (예: 읽기, 산수), Conner's CPT–III와 같은 지속수행검사 및 수행 기능 검사를 포함하는 인지, 신경심리학, 학업 기능 평가

3.2 의사 결정 과정

임상가는 일관되고 설득력있는 증거가 ADHD 진단을 지지하기 위해 존재하는지를 결정하기 위해 평가 과정 동안 모아진 모든 정보를 고려해야 한다(그림 1). 임상 면담, 행동 평가 척도, 지적 혹은 신경심리검사, 공존 증상이나 장애 평가로부터 얻은 정보는 개인의 현재 기능 수준의 포괄적 평가로 통합되어야만 한다. 위에서 언급한 바와 같이, 임상가는 외부 보고서 또는 검사결과가 지적 혹은 신경심리학적 평가에 대한 규범적 범위에 있다고 해서 반드시 문제가 없음을 나타내는 것은 아니라는 것을 알아야한다. 비슷하게, 어떤 특정 하나의 검사에서 표준으로부터 벗어난 것이 ADHD의 존재를 결정적으로 뒷받침하지는 않는다. 첫째, 많은 성인 ADHD 환자들이 다른 사람들이 증상을 느끼는 정도를 최소화하려고 시도하기 때문에 관찰자는 내담자의 보고를 확증하기 힘들 수 있다(Kooij et al., 2010). 심지어 배우자나 파트너도 내담자의 어려움의 정도를 알기 어려울 수 있다. 둘째, ADHD는 성인이 모든 영역이 아닌 주의력과 집행기능의 일부 영역에서 결함을 보일 수 있는 이질적인 상태이며, 장애의 분명한 증상은 상황에 따라 다를 수 있다(Halperin & Schulz, 2006). 예를 들어, 임상가는 검사환경과 관련된 구조가 ADHD로 의심

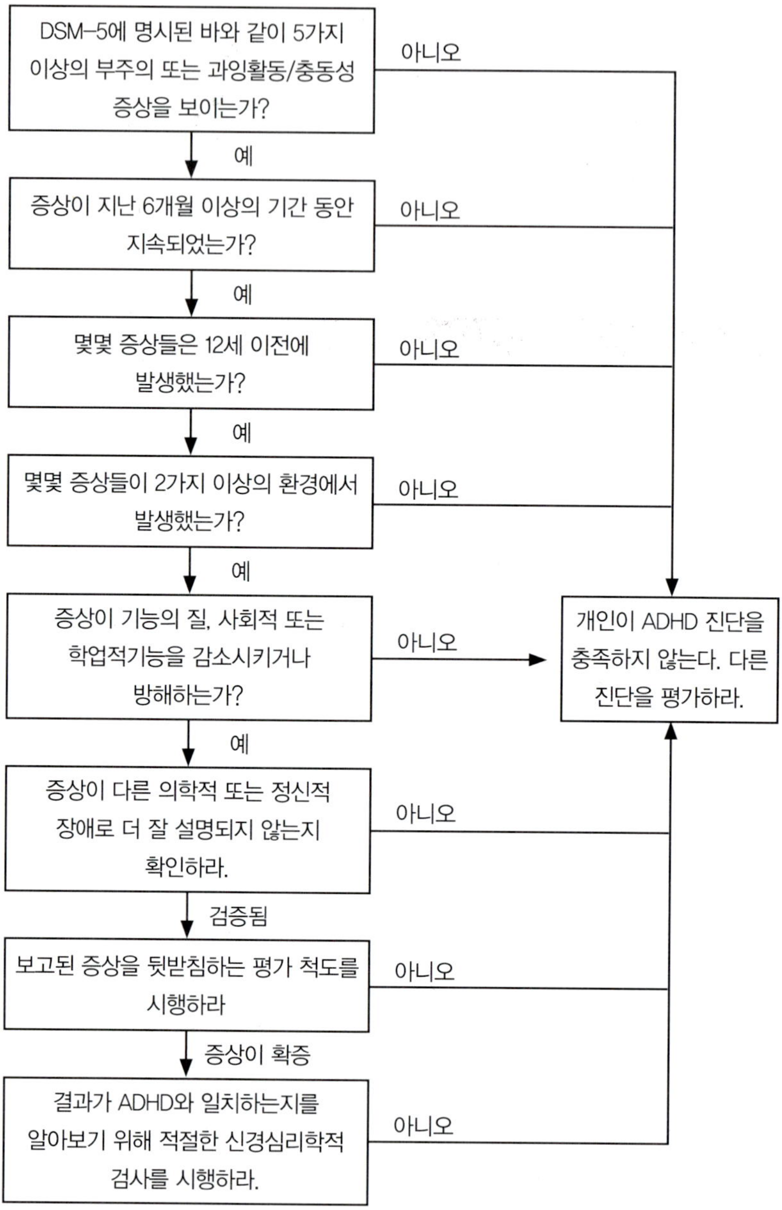

그림 1. ADHD 진단 흐름도

되는 성인이 일상적으로 수행해야 하는 실제 환경을 반영하지 않을 가능성이 높다는 점에 유의해야 한다. 검사는 일반적으로 조용하고 피험자가 명확한 지시를 받고 한번에 하나의 구조화된 과제만을 수행하는 일대일 세팅으로 진행된다. 따라서 환경은 개인이 스스로를 발견할 수 있는 생태학적으로 자연스러운 상태를 반영하지 못한다. 그러므로 검사시행자는 내담자가 시험실 밖에서 경험하는 실행장애 수준을 평가하기 위해 기민한 임상 판단을 사용해야 한다. 마지막으로 일부는 진단 기준을 만족하는 한두 가지의 증상이 부족하여 역치하장애(subthreshold disorder)라고 불린다(즉, 한두 가지 증상이 부족하여 ADHD 진단을 내릴 수 없는 것). 한두 가지 증상이 전부를 아우르지는 않는다는 사실에도 불구하고 ADHD의 하나 또는 두 가지 증상이 치료가 필요할 수도 있기 때문에 의사는 딜레마에 빠지게 된다.

3.3 치료적 고려사항

평가의 주된 목적은 사례 개념화를 알리고, 치료 목표를 알고 치료 목표의 공식화 하는 것을 돕는 데 있다. 그러나 치료를 시작하기 전에 임상가는 성인 ADHD 환자를 치료하는 데 관련된 몇 가지 특별한 요소를 고려해야만 한다. 첫째, 소아 ADHD의 치료는 일반적으로 보호자가 치료 순응과 관련된 문제를 관리하는 가족의 과정이지만, 성인 내담자에게는 종종 가능하지 않거나 실현 가능하지 않다. 결과적으로 임상가는 치료 방식과 치료의 각 측면에 대해 성인 내담자에게 정신교육을 제공해야 하며, 여기에는 내담자에게 문제가 될 수 있는 측면을 조정하는 것을 포함한다.

치료를 도울 수 있는 가족구성원이나 파트너를 포함한 환자의 강점과 자산 및 사회적 지지는 치료 계획을 세우는 데 사용되어야 한다. 임상의는 또한 성인 ADHD에 대한 대중적인 관심이 커지고 있지만 성인 ADHD 유병률 및 증상에 대한 심리치료의 중요성을 강조하면서 ADHD에 대한 효과적인 치료가 존재한다는 사실을 다시 한번 인식해야 한다.

ADHD를 처음 진단을 받은 성인은 ADHD로 "자랐던"사람과 비교할 때 공존정신질환의 기준을 충족시킬 가능성이 더 높다(Barkley et al., 2008). 특히, 임상의는 기분장애와 물질사용장애를 평가해야 한다. 만약에 동반 질환이 있다면, 임상가는 이런 부가적인 공존진단을 다루는 치료 계획을 세워야 한다. 이런 요인들은 치료를 복잡하게 만들 수 있으며 성인 ADHD 환자의 자살사고와 충동 행동의 위험을 높일 수 있다(Barkley et al., 2008). 때때로, 우울과 불안이 경한 형태의 치료는 치료 시작단계에서 지연될 수 있는데 ADHD 증상이 효과적으로 조절되면 이런 질병들은 독립적으로 해결될 수 있다(Kooij et al., 2010). 정신약물학적 중재가 질병 관리에 적절하다고 생각되면, 임상가는 처방의사 또는 정신과의사와 긴밀한 협력관계를 형성해야 한다. ADHD 치료에 가장 많이 처방되는 정신자극제는 특정공존장애(예: 불안장애)를 악화시킬 수 있기 때문에 임상가는 이런 상태의 존재에 관해 처방의사에게 알리는 것이 좋다. 또한, 성인 ADHD에서 물질사용장애의 공존율이 높기 때문에, 약물 해독 및 재활 프로그램을 ADHD 증상의 치료 개시 전에 적용할 수 있다(Barkley et al., 2008).

ADHD가 있는 후기 청소년 또는 성인이 종종 고등교육이나 직업에서 경험했던 곤란한 상황에서 치료를 찾기 때문에, 이러한 영역에서의 개입이 보장될 수 있다. 대학생 또는 대학원생 환자에서 임상가는 교육기관이 적절한 문서 획득을 포함하여 편의를 얻기 위한 다양한 절차를 갖고 있다는 점을 알고 있어야 한다. ADHD가 있는 학생은 1990년 미국 장애인법에 따라 편의를 제공 받을 수 있지만, 학교나 프로그램에 따라서 이용 가능한 편의 유형이 다를 수 있다. 직장에서는 이용 가능한 편의가 훨씬 더 적고, 얻기 어려울 수 있다. 임상가는 미국 장애인법(heep://www.ada.gov)에서 제정된 근거에 익숙해져야 하며, 임상가는 환자가 시스템을 탐색하는 데 도움이 되지 못하는 것으로 판단되면, 환자를 교육, 직업 또는 재활전문가에게 의뢰해야 한다(Barkley et al., 2008).

ADHD 로 진단받은 청년은 장애가 학습에 영향을 미치는 경우 대학에서 편의를 제공 받을 자격이 있다.

ADHD
IN ADULTS

4
치료

Brian P. Daly, PhD
Elizabeth Nicholls, MS
Ronald T. Brown, PhD, ABPP

ADHD in Adults

4 치료

4.1 치료 방법

ADHD는 만성적인 신경발달장애로 성인에서 흔하지만 종종 과소진단된다. ADHD의 증상이 아동에 시작이 되지만 어떤 환자에서는 성인기가 될 때까지 ADHD로 진단되지 않기도 한다. 아동기에 ADHD로 진단된 사람들의 경우 일부 연구에서는 80%가 ADHD 증상의 최소 몇 가지를 성인기까지 갖고 있다고 한다(Barkley et al., 2008). 질병의 만성적인 경과는 성인 ADHD 환자의 치료에서 몇 가지 함의를 가지고 있다. 첫째, 임상의는 개인, 연인, 배우자, 가족구성원에게 ADHD가 대부분에서 지속적이고, 협응적인 관리가 필요하다는 것을 강조해야 한다(Wolraich et al., 2011). 둘째, ADHD와 관련된 증상과 문제는 다양하고 일생 동안 다르게 표현될 수 있다. 예를 들면, 많은 성인들은 아동기와 성인기에서 과잉행동이 줄었다고 보고하지만, 꼼지락거리거나 또는 안절부절 못하는 증상을 보인다. 셋째, 장애의 장단기적 결과를 예방하거나 개선하기 위해 개입이 중요하다. 마지막으로 치료계획을 세울 때 임상가는 장기적인 안목을 가져야 한다. ADHD의 핵심 증상의 감소가 단기적으로 치료의 결과이겠지만, 지속적인 개입이 필요한 반복되는 문제들(예: 사회적 난제들) 또는 기능적 손상(예: 직업기능)이 여전히 있을 수 있다.

비록 ADHD에 완치는 없지만 약물학적 개입, 인지행동치료, 지지치료, 가족치료, 심리교육적 개입, 병행치료와 같은 성인 ADHD에 잘 검증되고, 근거기반의 선택할 수 있는 치료방법이 있다. ADHD 증상과 사람마다의 필요성이 다르기 때문에, 개인별로 다양한 치료 계획을 세우는 것이 적합할 것이다. 또한, 연구에서는 ADHD에 다른 정신질환이 동반된다면 다중치료가 ADHD 치료에 최선이라고 제안하였다(Murphy, 2005). 일부 사례에서, 치료가 실제 ADHD 보다 공존질환에 더 효과적이었다. 치료계획을 선정할 때는 환자, 배우자, 파트너, 가족 구성원에게 다루어야할 문제와 특정행동을 정확히 찾아내어 기술해주는 것이 도움이 된다. 일단 이러한 목표가 정해지면, 어떤 개입이 효과적일 것인지 평가하는 것 뿐만 아니라 문제영역에 대한 보상전략을 재단하는 것도 쉬워진다.

ADHD의 근거기반 치료에는 약물학적, 정신사회적/행동치료, 정신교육적 개입과 복합치료가 있다.

4.2 정신약물

ADHD 아동을 대상으로 많은 약물치료 연구가 있는 것에 비해, 성인에서 약물치료에 대해서는 훨씬 적은 양의 대조 연구만이 수행되었다. 그럼에도 불구하고 ADHD 아동을 효과적으로 치료하는 데 사용되는 약물 또한 ADHD 성인에게도 이득이 있기 때문에 일부 전문가는 약물치료가 성인 ADHD의 일차 치료

선택으로 고려한다(Prince & Wilens, 2002; Wilens, Spencer, & Biederman, 2002). 성인 ADHD의 치료를 위해 가장 일반적으로 처방되는 정신약물은 정신자극제로 알려져 있는 종류의 약제이다(Zuvekas&Vitiello, 2012). 성인 ADHD 관리를 위해 처방되는 정신자극제는 지난 10년 동안 극적으로 증가하였다. 예를 들어, 미국에서 가장 큰 처방 의약품 관리 책임사인 Express Scripts는 성인용 정신자극제 처방이 2008년에서 2012년까지 53% 증가했다고 보고했다. 부분적으로는 ADHD를 치료하기 위한 약물 사용의 증가로 인해 아동과 성인에서 장애 관리를 위해 정신자극제가 지나치게 처방되고 있는지에 대한 논란과 논쟁이 계속되고 있다(LeFever, Arcona, & Antonuccio, 2003).

정신자극제는 성인 ADHD를 치료하는 가장 보편적인 약물이다.

처방 증가에 대한 수많은 설명이 제안되었다. ADHD를 실제 질환으로 인식하는 대중들과 의사들의 증가, ADHD의 진단 기준의 확대, 치료선택지로써 약물에 대해 전보다 줄어든 낙인, 질환에 대한 특정 하위그룹이 있다는 인식, 끝으로 ADHD를 평가하고 치료하기 위한 전문 서비스의 가용성 증가(한정되어 있지 않지만)와 같은 것들을 포함한다. 성인 ADHD에서 특정 정신자극제를 논의하기 전에, 정신자극제와 효과에 관한 개인의 이해와 기대치를 논하고, 이런한 약물의 이득 뿐만 아니라 잠재적인 부작용에 대한 정신교육을 제공하는 것이 중요하다. 더 새로운 정신자극제(예를 들어, 더 긴 작용시간, 그래서 더 적은 복용량을 요구하는 약)의 경우, 연구 결과 일반적으로 약 70%의 성인이 정신자극제에 반응한다고 제시하였다(Spencer et al., 2005). 정신자극제는 단기간에 ADHD와 관련된 특정 핵심인지 및 행동 증상 중 일부를 향상시키는 것으로 입증되었다. 특히 정신자극제는 성인 ADHD에서 충동성과 안절부절감을 감소시키는 한편, 주의력과 집중력을 향상시키는 데 효과적이다(American Academy of Child and Adolescent Psychiatry, 2002).

각 개인에게 정신자극제 치료에 대한 몇 가지 주요 제한점이 있음을 고지하여야 한다. 약물에 대한 반응에는 개인차가 있으며 모든 성인이 약물에 긍정적으로 반응하지는 않는다. 긍정적인 반응을 보이는 성인의 경우에도 행동이 정상화되는 경우는 드물다. 흥미롭게도, 정신자극제는 치료를 찾게 되는 주요 원인이 되는 사회 행동, 조직화, 시간 관리, 우선순위 문제를 포함하여 ADHD와 관련된 기능장애영역에 미치는 영향이 제한적이다. 또 하나의 중요한 제한점은 정신자극제의 장기효과가 확립되지 않았다는 점이다. 다른 종류의 향정신제(psychotropics) (예: 선택적 세로토닌 재흡수 차단제 [SSRIs])는 불안장애 또는 우울증이 동반된 ADHD에 더 효과적일 수 있다. 결국 정신자극제는 물질을 남용하거나 물질사용장애가 있는 배우자 또는 동반자가 있는 성인에게는 금기일 수 있다.

약물에 대한 반응에는 개인차가 있으며 모든 성인이 긍정적인 반응을 보이는 것은 아니다.

ADHD를 가진 성인의 약 75%는 적어도 하나의 공존질환이 있다. 임상가는 동반질환과 관련된 일부 증상이 ADHD를 가진 성인에게 약에 대한 부정적인 영향을 줄 수 있다는 것을 알고 있어야 한다(Barkley & Gordon, 2002). 일반적으로 더 심각하다고 간주되는 상태를 먼저 치료해야 한다. 더 장해를 야기하는 질환을 호전시킨 후 다른 상태를 치료할 수 있다. 예를 들어, 우울증이 더 심각한 상태로 생각되는 경우, 임상가는 ADHD 치료 전에 우울 증상 개선에 중점을 둔 치료(예: 항우울제, 인지행동치료)를 시작해야 한다. 성인 ADHD와 물질사용장애가 동시에 나타나는 경우, 치료의 초점은 물질 사용 문제를 다루는 데 있어야 한다(Nutt et al., 2006). 적극적으로 물질을 남용하는 성인에게 정신자

물질 남용을 하는 성인에서 정신자극제는 금기이다.

극제 사용은 금기라는 점은 특히 중요하다.

정신자극제 사용이 개인에게 물질 사용이나 의존에 대한 문제를 발생시키는 것을 증가시킨다는 것을 뒷받침하는 근거는 없다. 사실, 여러 연구에서 아동 정신자극제 약물 사용이 성인기에 물질남용 위험을 감소시킨다는 것을 밝혀냈다(Barkley, Fischei, Smallish, & Fletcher, 2003; Biederrnan, wilens, Mick, Spencer, & Faraone, 1999, Wilens et. al., 2008). 하지만 최근의 메타 분석의 결과에 따르면 아동 ADHD 치료에 사용되는 정신자극제는 후에 물질사용장애를 발생시키 위험을 증가시키지도 감소시키지도 않는다고 나타났다(Humphreyr, eng, & Lee, 2013). 정신자극제는 유의미한 남용 잠재력이 있기 때문에, ADHD를 가진 성인은 정신자극제를 처방받기 전에 약물 남용 또는 오용에 대해 평가가 이루어져야 한다. 약물을 남용하거나 남용이 의심되는 경우, ADHD의 비정신자극제를 처방하는 것이 권고된다. 임상가는 모든 성인에게 약물에 대한 반응을 적극적으로 모니터링 해야 하며 이중진단(dual diagnosis), 특히 약물 남용의 경우 특별한 주의를 기울여야 한다. 흡입 가능한 단기 작용(예: Ritalin, Dexedrine)에 비해 장기지속 자극제(예: Concerta, Adderall XR, Vyvanse)의 경우에서 약물 남용의 위험이 더 낮다.

대부분의 처방하는 의사는 단기작용 형태 대신 장기지속형 정신자극제를 제안한다.

성인 ADHD를 치료할 때 어떤 자극제를 먼저 사용할지 결정하는 데 도움이 되는 명확한 지침은 없다. 임상현장에서 처방하는 사람이 단기 작용 약물 대신 장기 지속 제제를 사용하는 것이 더 일반적이다(Shier, Reichenbacheq, Ghuman & Ghuman, 2013). 한 가지 자극제에 효과가 없던 ADHD 환자는 종종 다른 약에 반응을 보일 수 있으며(리뷰를 보려면 Brown & Daly, 2009 참조), 한 가지 정신자극제에 대한 반응이 다른 정신자극제에 대한 반응을 예측하지는 않는다. 일부 전문가들은 암페타민에 비해 메틸페니데이트의 사용을 혹은 그 반대에 대해서 주장할 명확한 경험적 증거가 없다고 제안한다(Shier et al., 2013). 그러나 다양한 정신자극제를 비교한 23건의 임상 시험에 대한 메타분석결과는 암페타민계 제형이 메틸페니데이트 산물보다 더 효과적이라는 것을 밝혀냈다(Faraone & Buitelaar, 2010). 또 다른 메타 분석 결과는 ADHD 치료에 즉각 방출형과 장기지속형 자극제에 대해 유사한 효과 크기를 산출하였으며, 이는 ADHD 치료에 비자극제에 비해서는 두 가지 모두 더 큰 값이었다(Faraone, 2009).

정신자극제를 사용할 때 부작용을 주의 깊게 감시해야 한다.

모든 약물 효과는 임상가가 신중하게 감시해야만 한다. 정신자극제 치료로 인한 부작용으로 식욕 부진, 복통, 불면, 두통이 있다(Barbaresi et al., 2006). 덜 흔한 부작용으로는 운동틱, 두통, 오심, 피로, 짜증, 심박수와 혈압 증가가 있다(Spencer et al., 1995). 정신자극제와 관련된 많은 부작용은 짧은 시간 경과 후에 줄어들거나 복용량이나 투여시기가 조정되면 사라질 수 있다(Shier et al., 2013).

4.2.1 정신자극제

메틸페니데이트 기반 약물과 암페타민/덱스트로암페타민 기반 약물이 FDA 승인을 받았다.

성인 ADHD 치료를 위해 자주 처방되는 두 가지 정신자극제가 있는데, 이들은 각각 다른 각성제 화합물(메틸페니데이트계 약물과 암페타민/덱스트로암페타민계 약물)에 기초하고 있다. 성인 ADHD를 치료하기 위해 FDA에 의해 승인된 의약품은 단 다섯 가지(Adderall XR, Focalin XR, Vyvanse, Quillivant XR, Concerta)뿐이라는 점은 주목할 만한 사실이다. 하지만 다른 자극제 약물은 때때로 FAD 승인 없이 (off-label) 처방되기도 한다. 또한 아동 또는 성인에게 용도에 관계없이, 이러한 화합물은 의학적 처방으

표 6. 성인에서 ADHD 증상 관리를 위한 약제

Class	Brand name	Form		Common side effects
		Short-acting	Long-acting	
Stimulant medications				
Amphetamine/dextroamphetamine	Adderall	✓		
	Adderall XR		✓	
	Dexedrine	✓		
	Dexedrine Spansule		✓	
	Dextrostat	✓		
	Vyvanse		✓	
Methyl-phenidate	Concerta*		✓	식욕저하, 체중감소, 수면장애, 짜증, 틱
	Daytrana patch		✓	
	Focalin	✓		
	Focalin XR		✓	
	Metadate CD*	Intermediate		
	Metadate ER	Intermediate		
	Methylin	✓		
	Methylin ER	Intermediate		
	Ritalin	✓		
	Ritalin LA	Intermediate		
	Ritalin SR	Intermediate		
	Quillivant XR		✓	
Nonstimulant medications				
Atomoxetine	Strattera*		✓	수면장애, 불안, 피로, 복통, 어지러움, 입마름
Guanfacine XR	Intuniv		✓	졸림, 두통, 피로, 복통

Note. This list includes off-label medications.

* 국내 시판 약제

로 사용하지 않을 경우 약물 남용 가능성으로 인해 Schedule II 약물로 간주되며 모든 정신자극제는 (미 법무부의) 마약단속국에서 규제한다.

속효성(Ritalin, Methylin, Focalin), 중간형(Ritalin SR, Methylin ER, Metadate ER, Metadate CD, Ritalin LA), 장기지속형(Concerta, Focalin XR, Daytrana patch, Quillivant XR) 메틸페니데이트가 있다. 유사하게, 속효성(Dexedrine, Dextrostat), 중간형(Adderall, Spansules), 장기지속형(Adderall XR, Vyvanse) 형태의 암페타민/덱스트로암페타민이 있다. 이러한 특정 약물에 대한 간략한 설명이 표 6에 나와 있다.

메틸페니데이트[예: 리탈린(Ritalin), 메틴(Methylin)]의 단기작용 형태는 종종 아침과 오후에 대개 하루에 두 번 투여된다. 즉시 방출(immediate release) 메틸페니데이트의 권장되는 개시용량은 5 mg이며, 1회 용량 당 20 mg까지 5 mg씩 증가한다. 리탈린은 5 mg, 10 mg 또는 20 mg 정제로 섭취할 수 있다. 평균 복용량은 하루에 20~30 mg 이지만 40~60 mg이 필요한 성인도 있고, 하루에 10~15 mg에 증상이 호전되는 사람도 있다. 메틸페니데이트 IR은 빠르게 작용을 하기 때문에, 상당히 가변적이지만, 섭취 후 약 15~30분간 약의 작용이 시작되고, 30~60분 후에 유익한 효과가 관찰되고, 약물 투여 후 평균 90~120분에 최대 효과가 관찰된다. 단기 작용 제제의 경우 효과는 2~4시간 지속될 수 있다. 보통 하루에 두 번 복용하는 것이 일반적이지만, 처방 의사는 성인이 계속해서 심각한 어려움을 경험하거나 반동효과를 경험할 경우 일과 후 세 번째 약이 투여되는 경우도 있다. 자극제는 빠르게 사라지고 뇌의 수용체로부터 빨리 제거되기 때문에 반동효과가 있을 수 있어서 짜증 증가, 감정의 불안정성,

성인 ADHD의 핵심 증상의 악화로 나타날 수 있다(Srvanson & Volkow, 2002). 세 번째 약물의 용량은 일반적인 복용량의 절반이며, 약물소실을 완화시키기 위한 목적으로 예상되는 반동 증상이 나타나기 30분 전에 준다.

중간-작용 장시간 방출은 보통 하루에 1~2회 복용한다. Ritalin SR은 10 mg의 메틸페니데이트를 처음에 방출하고 4시간 뒤에 추가적으로 10 mg을 방물하여 총 8시간 동안 지속되는 지속방출제형 정제이다. 약물 대사가 개개인마다 모두 다르기 때문에, 일부 성인은 한번 투여하는 것보다 4시간 간격으로 2정을 투여해서 더 큰 효과를 얻는다. Concerta는 메틸페니데이트의 장기간 지속형이며 18 mg, 27 mg, 36 mg 및 54 mg의 정제가 있다. 이것은 하루 동안의 약물 방출을 일정하게 조절하기 위해 캡슐 내 삼투압 펌프의 시간-방출 시스템을 사용한다. 또 다른 메틸페니데이트 제제인 Metadate CD는 복용량의 30%를 즉시 방출하고,약물의 나머지를 하루종일 꾸준하게 방출한다.

암페타민/덱스트로암페타민은 몇 가지 다른 방법으로 조제된다. 단시간 작용형 제제인(Dexedrine)은 5 mg 또는 10 mg의 정제로 되어 있으며, 평균 4~5시간마다 1회 복용량 당 1~3정이 제공된다. Dexedrine Spansules은 5 mg, 10 mg 및 15 mg으로 제공되며 일반적으로 약 6~8시간 지속되는 효과가 있다. Dexedrine Spansules은 효과가 있기까지 최대 1시간이 걸릴 수 있다. 덱스트로암페타민의 다른 변형 제제들은 일반적으로 약 6시간 지속되고 치료 효과의 길이에 따라 하루에 한 번 또는 두 번 투여되는 암페타민염 정(Adderall)이 포함된다. Adderall XR은 장기간 지속되는 암페타민 제제이며 최대 12시간 동안 ADHD 증상을 조절할 수 있다. Vyvanse는 신체에서 대사 될 때까지 비활성 상태이기 때문에 prodrug로 간주된다. 작용기전은 Adderall에서 일어나는 것으로 알려진 약물 남용을 막는 데 도움이 된다고 알려져 있다.

성인에서 알약 삼킴에 문제가 있어 경구형 제제 복용이 힘들거나 또는 약에 대한 순응도에 문제가 있는 경우를 대비하여 몇 가지 자극제가 개발되었다. Daytrana는 구강 투여 약물의 대체제로 사용할 수 있는 메틸페니데이트 패치이다. 패치는 엉덩이 근처의 피부에 부착하여 매일 최대 9시간 동안 부착할 수 있다. 약을 삼키는 데 어려움을 겪는 성인을 위하여, Focalin은 캡슐로 되어 있으며, 열어서 음식에 뿌릴 수도 있는 자극제이다.

약물에 대한 각각의 반응을 주의깊게 감시해야 한다.

연구 조사에서 성인은 일반적으로 용량 비례 방식으로 자극제에 반응하는 것으로 나타났다(Spencer et al., 1995; Spencer et al., 2001). 그러나 자극제에 대한 개별 반응은 다양할 수 있기 때문에 의료 전문가는 성인 ADHD를 가진 사람들과 협력하여 약물에 대한 반응을 신중하게 평가해야 한다. 자극제는 최적의 용량에 도달할 수 있도록 신중하게 점진적으로 증량해야 한다. 특정 목표행동(예: 부주의)을 관리하면서 부작용을 최소화해야 한다. 최대의 이득을 얻을 수 있고, 부작용이 최소화 될 때 약의 용량이 최적의 레벨이다. 일부 연구에서는 약의 과소 투여로 인해 효과가 감소한다고 보고하고 있다(American Academy of Child and Adolescent Psychiatry 2002). 용량을 정하는 기간 동안 약을 7일간 사용해서 다양한 범위의 환경에서 변화 사항을 관찰할 수 있도록 해야 한다. 이 기간 동안, 환자와 배우자 또는 다른 가족 구성원들은 매일 약물 치료의 효과를 관찰하고, 이러한 관찰한 것과 환경적 요구의 구조와 비교하려는 시도를 해야 한다. 약물의 효과가 사라지기 시작한 시간대를 기록하고, 이러한 시간이 레크리에이션이나 식사시간 또는 높은 수준의 집중력이 요구되지 않는 다른 상황에 해당하도록 시도하는 것이 특히 유용하다. 또한 식사나 간식과 함께 각성제를 섭취하는 것은 위장관 염증과 같은 몇몇 흔한 부작용을 완화 시킬 수 있다.

4.2.2 비정신자극제

아토목세틴(스트라테라)은 아동, 청소년, 성인에서 ADHD 치료로 2002년 FDA 승인을 받은 비정신자극제이다. 이것은, 행동조절을 도와주는 뇌의 자연 물질인 노프에피네프린의 전달에 영향을 주기 때문에 노르에피네프린 재흡수 억제제 라고 불리는 약물의 한 종류에 속한다. 아토목세틴은 정신자극제로 분류되지는 않지만, 자극 효과가 있다. 이 약은 사용자에 의해 남용되는 약물이 아니며 정신자극제로 분류되지 않기 때문에 Schedule II 제한없이 처방될 수 있다. 아토목세틴은 보통 하루에 1회 또는 2회 복용한다. 약물의 효과는 24시간 동안 지속되므로 하루 종일 지속되는 치료 효과를 제공한다. 정신자극제의 경우와 달리, 아토목세틴의 용량은 체중을 기준으로 하며,성인이 3~4주간 약물을 투여 받기 전까지는 충분한 치료 효과를 얻지 못할 수 있다.

ADHD에 대한 또 다른 최근의 향정요법(psychotropic therapy)은 주로 각성효과를 위해 사용되는 인지개선제인 Modafinil(Provigil)이다. Modafinil은 ADHD 치료를 위한 다른 약물들과는 구조적으로 다르며, 대뇌 피질을 선택적으로 표적으로 삼는다(Biederman et al., 2005). ADHD에 대한 off-label treatment로 처방되어 왔다(Rugino & Samsock, 2003). Modafinil은 대략 170~425 mg의 용량으로 1일 1회 투여된다.

Clonidine(Catapres, Nexicon)과 Guanfacine(Tenex)은, 장기지속형 24시간 방출형(Kapvay and Intuniv)으로 출시되는 알파-아드

레날린성 작용제이다. 이러한 약제는 아동에서 과잉행동과 공격적인 행동을 감소시키는 데 가장 효과적이라고 입증되었기 때문에 성인에서의 사용은 일반적으로 미미한 수준이다.

특히 내면화장애(예: 불안장애 또는 우울증)와 같은 동반 진단을 가진 성인의 경우, 우울증, 불안 또는 기분장애를 표적으로 하는 다른 향정신성 약물이 처방될 수 있다. 특히, 성인 ADHD 치료를 위한 FDA에서 승인된 항우울제는 없으므로 ADHD와 관련된 증상의 치료는 승인되지 않은 것으로 간주된다(Spencer & Biederman, 2002). 성인은 imipramine (Tofranil), nortriptyline (Pamelor) 및 desipramine (Norpramin)을 포함한 삼환계 항우울제를 처방 받을 수 있다. 또 다른 의사들은 bupropion (Wellbutrin) 또는 venlafaxine (Effexor)을 처방한다.

약물에 대한 치료 결정을 할 때 협력이 중요하다.

성인 ADHD의 경우, 환자와 배우자, 동반자 또는 다른 가족 구성원 및 의료 인력과 협력을 통해 약물결정을 해야 한다. 성인들은 투약을 시작하기 전에 기저 내과적 상태가 있는지 결정하기 위한 신체적 검사를 거쳐야한다. 성인 ADHD를 위한 약물 복용을 시작할 때 약의 저용량(일반적으로 IR제형으로 5 mg, 중급 및 장시간 사용되는 제형의 경우 시작 복용량이 더 다양할 수 있음)으로 시작해야 하며 복용량을 점차 늘려가야 한다. 처방 의사가 용량을 정하는 기간 동안 약물 투약 효과를 매주, 한번 투약량이 설정되고는 매달 모니터링하는 것이 권고된다. 각 개인의 특정 약물에 대한 반응을 토대로, 의료 전문가는 다뤄야하는 특정 목표 증상에 가장 적합한 용량을 결정할 수 있다. 약물 치료 시작 후 수주일, 수개월 동안, 성인은 가족 구성원 및 임상의와 협력하여 ADHD 증상 및 부작용을 모니터링하고 평가해야 한다. 약물 치료에 대한 반응을 평가하는 방법은 약물 치료가 목표로 하는 특정 행동을 진단하고 확인하는 데 이용하는 평가와 유사해야 한다.

4.3 정신사회적 및 심리학적 치료

ADHD를 가진 성인을 위한 정신사회적 및 심리학적치료에 관련한 연구는 제한적이다. 출간된 연구의 대부분들은 사례보고이거나 소수의 무작위 통제시험을 통한 개인이나 집단 대한 공개 연구들이다(RCEs; Weiss et al., 2008). ADHD를 가진 성인을 위해 통용되고 연구된 정신사회적 및 심리학적 치료는 코칭과 CBT, 메타 인지 치료(예: 시간 관리 및 조직화 기술 훈련) 및 지지 및 가족 치료를 포함한다. 뉴로피드백 및 인지강화치료가 젊은 사람들과 성인들 사이에서 ADHD를 치료하는 데 점점 더 많이 사용되고 있다. 끝으로, 정신교육의 일부는 항상 ADHD 치료의 하나의 요소가 되어야 한다.

약물에 대한 치료 결정을 할 때 협력이 중요하다.

4.3.1 코칭 및 인지행동치료

개인 및 그룹 형식으로 진행될 수 있는 코칭과 인지행동치료는 두 방법 모두 ADHD로 고통받는 성인을 위한 구조를 제공하고자 하고 대처 및 문제 해결 기술 교육에 중점을 두는 면에서 많은 요소들을 공유한다. ADHD 성인과 함께 일할 때, 다음의 코칭 및 인지행동치료전략을 치료 계획의 일부로 사용할 수 있다. (1) 내담자가 장애가 있다는 것을 받아들이도록 도와주기, (2) 시간관리기술을 강화시키기, (3) 현실적인 목표 설정, (4) 여러 상황에 걸쳐 조직화 기술을 향상시키기, (5) 대인 관계의 어려움 다루기,

코칭과 인지행동치료는 대응전략과 문제해결기술을 가르치는 데 초점을 맞춘다.

(6) 작업 시작 및 완료를 위한 행동 목표 개발, (7) 감정적인 반응과 ADHD 사이의 연관을 더 잘 이해할 수 있도록 도와주기(Kooij et al., 2010). CBT와 보다 직접적으로 연관된 전략에는 환자들의 업무 회피와 관련된 부정적인 인지("늘 그렇듯, 이것은 하기 너무 어려워"), 동기부족(예: "나는 너무 게을러"), 그리고 부정적인 감정(예: "나는 좋지 않아")들을 확인하고 그것들을 수정하는 것이 포함된다(Safren et al., 2005). 치료사들은 동기 부여를 향상 시킬 뿐 아니라 희망이 없다는 생각을 감소시키려는 목적을 가지고 이러한 비기능적인 인지에 이의를 제기하는 것을 돕는다. 성인 ADHD 심리적 치료에 대한 최근의 체계적 문헌고찰에서는 인지행동치료가 공존하는 불안과 우울증상 뿐만 아니라 ADHD의 증상을 줄이기 위한 가장 효과적인 치료 방법이라고 결론을 내렸다(Vidal−Estrada, Bosch−Munso, Nogueira−Morais, Casas−Brugue, & Ramos−Quiroga, 2012). 최근 ADHD 대학생들에게 시행한 코칭에 관한 연구에서 학습 및 학습 전략에 상당한 개선이 있었고 학교와 직장에 대한 만족도가 더 높았다고 보고 하였다(Prevatt & Yelland, 2015).

4.3.2 메타인지치료 · 시간 관리 및 조직화 기술 훈련

ADHD 성인들은 조직화와 시간 관리가 요구되는 개인적 및 전문적 활동에 많은 어려움을 겪고 있다. 예를 들어, 이러한 개인은 제시간에 청구서를 지불하는 데 어려움을 겪을 수 있으며, 집과 사무실 공간이 어지럽고 어수선해질 수 있고, 업무에 만성적으로 늦거나 과제와 마감 시간을 놓칠 수 있으며, 자주 중요한 물건(예: 자동차 키)들을 제자리에 두지 않아 못 찾을 수 있다. 이러한 전반적인 혼란은 결국 대인 관계, 직업 능력, 재정적 안정성 및 전반적인 삶의 질에 부정적인 영향을 미친다(Riccio et al., 2005). ADHD의 핵심 증상 치료를 위한 약물 치료에 대한 강력한 증거 자료가 있지만, 정신자극제치료가 조직화기술을 향상 시킨다는 증거는 거의 없다. 따라서 성인 ADHD 환자와 작업하는 임상가는 내담자가 환경을 구조화, 조직화하고 시간 관리를 개선하는 보다 효과적인 전략을 개발하도록 돕는 데 중점을 둔 기술 및 전략 교육을 시행해야 한다(Langberg, Epstein, & Graham, 2008). 종종 ADHD를 가진 성인들은 가정과 직업상의 책임 사이의 경쟁적인 요구의 균형을 맞추기 위해 애를 쓰고 있다. 따라서 이 훈련의 일부분으로써 일반적인 목표행동은 ADHD가 있는 성인이 이러한 책임의 우선 순위를 정하고 적절한 시간 내에 과제를 완료하도록 돕는 것이 포함된다(Langberg, Epstein, & Graham, 2008). 배우자, 파트너 및 다른 사람들은 ADHD 성인들이 간단한 일람표와 계획서를 사용하도록 하고, 수표책을 결산할 때 같이 앉아 있어주고, 재무 기록을 검토하는 데 필요한 특정 시간을 설정하도록 도와줌으로써 조직화를 성공 하는 데에 영향을 줄 수 있다.

성인 ADHD 환자와 작업하는 임상가는 보다 효과적인 조직화와 시간 관리 전략을 개발시키도록 도와준다.

인지 행동 원리를 이용하는 메타 인지적 접근법은 성인에서 조직화 개입을 위한 지침 체계이다. 임상가는 환자와 협력하여 불합리한 인지 능력에 도전하고 궁극적으로 그것을 줄이는 동시에 보다 정확한 인식으로 대체한다. 예를 들어, ADHD를 가진 성인은 “지불해야 할 청구서가 너무 많아서 나는 결코 시간에 맞춰 지불하지 않을 것이기 때문에 난 아마 포기할 수도 있어.”라고 생각할 수도 있다. 이 말은 “지불 할 많은 청구서가 있지만, 계획을 세우고 잘 지킨다면 나는 모든 것을 끝낼 수 있게 될 것이야”와 같은 보다 현실적인 인식으로 이의를 제기하고 재구성할 수 있다. 행동 강화를 위해 ADHD를 가진 성인들은 임상가와 협력하여(예: 저녁 식사에 나간다거나 스스로 선물을 사러 오는 등) 업무를 완수한 것에 대한 적절한 보상을 결정할 수 있다.

ADHD 환자를 대상으로 독립된 조직화 개입을 조사한 대부분의 연구는 아동 인구에 초점을 맞추고 있다. 하지만 몇몇 연구는 성인에게도 시행되었다. Wiggins와 그의 동료들(1999)은 다음과 같은 요소를 목표로 한 4회기 조직화 기술 중재안을 시행하였다. (1) 현실적인 목표 설정하기, (2) 다단계 과제 완료 및 미루는 버릇 극복을 위한 새로운 전략 배우기, (3) 집안 물건들 조직화를 위한 새로운 전략 배우기. 연구 설계에는 치료군과 비무작위 대기자 통제군이 포함되었다. 조사 결과에 따르면 중재군 참가자들은 자기보고 ADHD 체크리스트의 비조직화와 부주의 항목에서 상당한 호전이 있다고 나타났다. 대조적으로, 대조군 그룹의 참가자는 유의한 효과를 나타내지 않았다(Wiggins et aL., 1999). 8주 및 12주 집단 개입 형식을 사용한 일련의 연구에서 Solanto와 동료 (2008)는 다음 요소에 중점을 두었다. (1) 현실적인 목표 설정, (2) 매일마다 계획표, 수첩의 효과적인 사용, (3) 복잡한 작업을 나누기 위한 전략, (4) 정확한 시간 추정 전략, (5) 물리적 공간을 "조직화 영역"으로 나누기. 참여자들이 자기보고 부주의와 조직화 증상에서 사전보다 사후에서 유의미한 효과가 있었다는 결과가 나타났다. 8주형 및 12주형 그룹 사이에는 유의한 차이가 없었다. 이 연구의 중요한 제한점은 대조군이 없다는 것이다. Solanto와 동료(2010)는 무작위 통제 디자인(randomized controlled design)을 사용한 후속 연구에서, 지지치료를 받는 개인에 비해 메타인지 치료를 받는 개인에서 ADHD 증상의 중증도에서 현저히 큰 개선이 있다고 보고하였다.

4.3.3 지지적 치료 및 가족치료

ADHD가 있는 많은 성인들에게는 우울증이나 불안을 포함하여 다른 심리학적 증상도 있기 때문에, 지지 치료 및 가족 치료는 약물치료에 반드시 반응하지 않을 수 있는 기능적 측면을 다룰 수 있다. 이러한 치료 방법은 낮은 자존감과 자기 효능감, 결혼 문제 및 분노 조절 문제와 같은 ADHD 성인에게 공통적으로 나타나는 문제를 겨냥할 수 있다. ADHD가 있는 많은 성인들, 특히 아직 개입을 받지 못한 사람들은 "게으르고 비효과적이며 집중하지 못한다"는 다른 사람들의 평가를 견뎌야만 했다. 다른 이들은 성인의 기능적 결점을 인식하고 신경발달장애보다는 본질적인 성격 또는 기질적인 특성에 이러한 결함을 탓할 수 있다. ADHD가 있는 성인들은 종종 이러한 부정적인 메세지를 내면화하여 자존감에 영향을 미치기 때문에, 심리적 중재는 이러한 부적절한 판단과 자기도식에 대한 효과를 수정하고 목표화 할 수 있게 해준다.

지지치료와 가족치료는 낮은 자존감, 관계 어려움, 분노조절 문제와 같은 이슈를 다룬다.

4.3.4 뉴로피드백 및 인지강화훈련

뉴로피드백 훈련은 EEG로 측정된 뇌파로부터 피드백을 제공함으로써 ADHD 성인의 인지적 결함을 개선하고자 한다. 컴퓨터를 활용한 인지강화훈련은 성인 ADHD 환자에게 비교적 새로운 치료방법이다. 컴퓨터화된 훈련은 연습 및 즉각적인 실행 피드백을 통하여 작업기억 및 주의력을 향상시키는 것을 목표로 한다(Sibley, Kuriyan, Evans, Waxmonsky, & Smith,2014). 중재는 개인이 몇 주 동안 사용하는 소프트웨어 프로그램의 형태를 취한다(Sinha, 2005). ADHD 개인의 뉴로피드백 훈련 혹은 인지강화훈련의 효과를 체계적으로 조사한 무작위 대조군 연구는 거의 실시

인기강화훈련은 작업기억력과 주의력을 향상시키고자 한다.

인기강화훈련은 작업기억력과 주의력을 향상시키고자 한다.

되지 않았다. 더욱이, 가용한 연구들 중 거의 대부분이 젊은 사람들에게서 행해졌으므로 성인인구로 일반화되지 않을 수도 있다. 따라서 가용한 근거가 부족하다는 것을 감안할 때, 임상가는 성인에서 ADHD 증상을 치료하기 위해 신경피드백 그리고 인지증진 훈련의 사용에 대해서는 신중해야 한다.

4.3.5 정신교육

치료 계획이 약물 치료, 시간 관리 또는 조직 전략, 정신사회적/인지행동중재 또는 치료의 혼합에 관계없이, 임상가는 성인과 그 파트너, 배우자 또는 가족에게 정신교육을 제공하는 것이 좋다. 정신교육은 종종 성공의 핵심 요소이며, 내담자, 파트너 또는 가족 구성원은 ADHD 환자를 위해 지지하기 위한 가장 효과적인 방법으로 훈련 받아야 한다. 정신치료나 약물 사용 외에도, 많은 의료 전문가들은 그들의 환자에게 ADHD의 병인 및 관리에 관한 접근 가능한 정보를 제공하는 도움이 되는 서적, 비디오 테이프 또는 인터넷 사이트를 참조 할 수 있다. 이러한 정보에 대한 여러 가지가 8장에서 소개된다.

ADHD 성인, 파트너 또는 배우자들은 자조 또는 지지 그룹에 가입하는 것이 도움이 된다는 것을 안다. 주의력 결핍/과잉 행동 장애를 가진 아동 및 성인(CHADD)과 국립 주의력 결핍증 협회에서는 ADHD로 고통받는 개인 및 가족들을 위하여 정보와 자원을 제공한다. 이러한 그룹은 종종 ADHD에 관한 최신 정보를 제공하는 데 도움이 되며, 또한 개인 및 그들에게 중요한 사람들이 장애에 대처하고 자신이나 가족 구성원을 효과적으로 지원하는데 도움이 되는 지지 네트워크의 장점들을 제공한다.

4.4 여러 방법의 병합 및 변형

ADHD 치료를 위한 약리학적 및 심리치료적 개입을 병행하는 것의 가치는 ADHD의 가장 크고 가장 포괄적인 임상시험에 의해 확립되었다. NIMH (National Institute of Mental Health)의 MTA (Multimodal Treatment Study) 연구는 7세에서 10세 사이의 579명의 아동를 무작위로 4가지 조건 중 하나에 배정했다(MTA Cooperative Group, 1999) (1) 약물 관리만 한 경우, (2) 집중적인 행동 개입만 한 경우, (3) 약물과 행동 개입을 병행한 경우, (4) 커뮤니티 내 평소와 같은 치료만 받은 경우. 비록 네 그룹 각각이 시간이 지남에 따라 핵심 ADHD 증상의 호전이 있었지만, 파괴적인 행동, 부모아동관계, 교사평정 사회기술, 읽기능력과 같은 기능적 결과는 다중치료만이 효과적이었다. 뿐만 아니라, 다중치료를 받은 아동은 약물치료만 받은 군과 비교하여 정신자극제 투여량이 훨씬 적은 용량이 필요하였다. 게다가 공존질환이 있는 아동은 특히 다중치료로 효과를 보았다. 병행치료군은 또한 아이 행동의 정상화와 부모 및 선생님들의 치료에 대한 만족도 면에서 우위에 있었다(MTA Cooperative Group, 1999).

MTA 연구의 장기 추적 관찰 결과, 원래의 치료배정이 6~8년 후에 평가된 24가지 결과 중 어느 것과도 관련이 없다는 사실이 발견되었다(Molina et al., 2009). 또한 결과는 첫 3년간 ADHD 증상 궤적이 결과의 55%를 예측한다는 것을 보여주었다. 특히, 치료에 대한 초기 반응이 가장 좋고, 가장 좋은 임상 증상을 보인 아동이 시간이 지남에 따라 가장 좋은 결과를 보였다. 이러한 결과는 장기간 동안 지속치료의 필요성을 강조한다(Molina et al., 2009). 안타깝게도, ADHD가 있는 성인의 단일접근 대 다중치료

다중치료 접근을 이용하는 것은 ADHD에 유익할 수 있다.

의 효과를 조사한 비교할 만한 대규모 무작위 통제 시험은 없다.

성인 ADHD의 몇 가지 소규모 조사 연구 결과는 다중접근법의 장점을 강조한다. Rostain과 Ramsay (2006)는 16회기 50분 개인 CBT와 병행한 약물치료(혼합암페타민염)로 구성된 다중치료 프로토콜에 성인 ADHD 환자 43명을 등록시켰다. 6개월 동안 진행된 치료프로그램은 비효율적인 대처법, 고통, 낮은 자존감을 악화시킬 수 있는 비기능적 인지를 재구조화함으로써 참가자들이 ADHD와 관련 증상관리를 위한 대처 전략을 개발하는 것을 도와주는 데 초점을 맞췄다. 참가자들은 개입전/후 ADHD 증상, 불안, 우울증, 절망의 증상을 측정하였다. 그 결과 ADHD에 대한 다중 치료를 받은 성인은 ADHD, 불안, 우울증, 절망감의 자기 보고 증상에서 유의미한 호전이 있었다. 또한, 연구를 완료한 참가자 중 70%는 개입 전과 후에 최소한 중간 정도의 호전(각 증상 영역에서 21% 변화로 정의)을 보고했다. 이러한 결과는 성인 ADHD 환자 치료에 다중전략의 사용에 대한 근거가 되는 것으로 해석된다(Rostain & Ramsay, 2006). 그러나 이 연구의 중요한 제한점은 단일그룹 연구 설계로 참여자의 증상을 완화시키는 데 있어 약물치료와 CBT의 잠재적인 차등 효과를 분석할 수 없었다는 것이다(Rostain과 Ramsay, 2006).

다중치료가 성인 ADHD에 미치는 영향을 조사한 또 다른 연구에서, Safren 외 연구진(2005)은 약물 치료로 안정적이지만 임상적으로 심각한 손상을 계속 경험한 ADHD를 가진 31명의 성인에게 새로운 인지행동 개입을 진행하였다. 참가자는 무작위로 약리학적 치료에 부가적으로 CBT를 받거나 약리학적 치료만 계속 받도록 배정받았다. 치료에 약물을 더한 조건에서 환자들은 세 가지 모듈로 된 CBT를 받았다. (1) ADHD 및 효과적인 조직화 전략에 대한 정신교육(4회), (2) 산만성을 최소화하기 위한 학습기술(3회), (3) 스트레스가 되는 경험을 하는 동안 적응적 사고를 키우는 데 초점을 맞춘 인지재구조화(횟수 기록되지 않음). 또한, 미루기, 분노/불안 관리, 의사소통 기술을 위한 치료가 필요한 참가자들을 위해 선택적 모듈도 제공되었다. 결과는 약물치료에 CBT가 더해진 조건의 참여자들이 약물치료-단독조건의 참여자들에 비해 ADHD 증상들의 감소가 훨씬 더 크다는 것을 보여주었다. 또한, CBT를 받은 참가자들은 약물 치료만 받은 사람들에 비해 우울증과 불안의 증상이 현저히 적게 보고됐다(Safren et al., 2005).

Bramham외 연구진(2009)은 ADHD 성인의 약물치료에 CBT를 추가한 효능을 평가하기 위해 개별 정신치료 프로토콜 대신 그룹을 구성하여 연구를 실시했다. 이 조사에서 ADHD가 있는 61명의 성인들이 3일 간의 집단 CBT 회기에 참가했다. 대부분의 참가자들(97%)은 ADHD 약을 복용하고 있었고, 대부분은 메틸페니데이트를 복용하고 있었다. 대기자 대조군은 ADHD가있는 37명의 성인으로 구성되었고, 전부 약을 복용하고 있었다. 치료의 CBT 구성요소는 5개의 모듈로 분리되었다. (1) ADHD에 관한 정신교육, (2) 좌절내성 및 분노 관리, (3) 기분과 자존감에 관련된 걱정을 다루기 위한 노력으로 사고-행동 관계 이해, (4) 사회기술, (5) 시간 관리와 문제 해결. 참가자는 CBT 개입 전과 후에 ADHD 지식, 우울증, 불안, 자기효능감 및 자존감 척도를 작성하였다. 집단 CBT 개입은 자존감 및 자기효능감 뿐만 아니라 ADHD 이해와 지식을 유의미하게 향상 시켰다. 그러나 불안과 우울 증상에 대한 치료 효과는 확인되지 않았다. 특히, 연구에서 어떤 ADHD 증상도 평가되지 않았다(Bramham et al., 2009).

종합적으로 살펴보면, 예비적 근거는 정신약물치료와 정신치료는 성인 ADHD의 관리를 위해 효과적으로 병행될 수 있음을 뒷받침한다. 실제로, 최근 유럽 성인 ADHD 진단 및 치료에 관한 합의문의 결론은 ADHD에 대한 다중 치료를 권장하는 것이다(Kooji et al., 2010). 이 접근의 알고리즘은 다음을 포함한다. (1) ADHD와 공존질환의 정신교육, (2) ADHD와 공존질환의 약물치료, (3) 코칭, (4) 인지행동치료(개인 및 집단), (5) 가족 치료(Kooij et al., 2010).

앞서 언급한 바와 같이, 성인 ADHD에 대한 다중 치료의 효과를 조사한 대규모 무작위 대조군연구는 없다. 게다가, 현존하는 문헌은 지역사회에서 성인 ADHD를 관리하는 데 다중치료를 이용하는 것과 관련한 많은 문제를 아직 다루지는 않았다. 예를 들어, Rostain and Ramsay (2006)과 Safren and colleagues (2005) 두 연구 모두에서, 현재 물질남용/의존 또는 중등도에서 중증 우울증 기준을 충족하는 경우는 제외되었다. 따라서, 성인 ADHD와 관련된 높은 공존질환을 고려하여(Kooij et al., 2010), ADHD 및 다른 공존질환이 있는 성인을 위한 다중개입의 효과를 조사하기 위해 더 많은 연구가 필요하다.

포괄적이고 비용 효율적이며 효과적인 치료를 추구하는 임상의사를 안내하기 위한 추가 연구도 필요하다. 확립된 치료 프로토콜의 상대적 부족은 어떤 치료를 권고할 것인가, 적합한 경우 치료 순서를 정하는 방법에 대한 임상의사의 결정에 영향을 미칠 수 있다. 한편으로, 성인 환자는 시간과 자원의 투입이 다르기 때문에 약물치료보다 정신 사회적 개입을 덜 매력적으로 받아들일 수 있다. 대신에, 일부 전문가들은 정신치료가 ADHD를 가진 성인에게 특히 중요하다고 믿는다. 보다 구체적으로, 성인의 뛰어난 인지능력은 이러한 개인이 ADHD 아동에 비해 ADHD에 대한 인지 행동 개입으로부터 더 효과가 크다는 것을 의미할 수 있다(Safren et al., 2005). Rostain과 Ramsay (2006)는 성인 ADHD를 위한 CBT가 실행 기술과 대처 전략을 가르쳐서 ADHD를 관리하는 "하향식" 방법을 제공하므로 임상가들이 약물에 의해 제공되는 "상향식" 접근에만 의존하지 않도록 한다고 주장한다. 따라서 다중치료 계획은 환자에게 더 지속적인 효과를 제공할 수 있거나 약물에 대한 필요성을 줄일 수 있다. 그러나 임상의에게 확실한 경험적 증거를 제공하고 환자에 적합한 치료 조합을 결정하기 위해 추가 연구가 필요한 것은 분명하다(Torgersen et al., 2008).

포괄적이지만 비용 효과적이고 효율적인 치료를 시행하고자하는 임상의를 안내하기위한 추가 연구도 필요하다.

4.5 작용 기전

대부분의 연구 근거는, 시냅스에서의 신경 전달 물질의 재흡수 결핍, 에피네프린과 세로토닌도 제안되었지만 특히 비교 대상자에 비해 ADHD 환자에서 도파민과 노르에피네프린에 결핍이 있음을 시사한다(Nigg & Barkley, 2014). 정신자극제는 신경전달물질이나 뇌의 뉴런이 서로 주고받는 여러가지 화학물질을 통해서 효과를 낸다. 구체적으로 정신자극제는 노르에피네프린을 증가시켜서 작용하고, 도파민은 시냅스에서 재흡수를 차단하여 다양한 신경전달물질(norepinephrine, dopamine)의 분비를 촉진함으로써 작용한다는 가설이 있다. 신경전달물질은 그것들을 대사하는 효소에 노출되어있다. 이것은 중추신경계의 시냅스 수준, 특히 전전두엽 피질 및 뇌의 기저 핵 영역에서 세포 외 도파민 및 노르에피네프린 활성을 증가시킨다(참조 Brown & Daly, 2009).

정신자극제는 뇌의 신경전달물질이나 다약한 화학물질을 통해서 효과를 나타낸다.

정신자극제는 주의력과 집중력을 강화시키는 데 효과적이다.

정신자극제는 신경 전달 물질의 활성을 증가시킴으로써 행동 억제뿐만 아니라 주의력과 집중력, 자기 조절 및 실행 기능을 향상시킨다(Nigg & Barkley, 2014).

다양한 자극제는 신경화학적 과정에 서로 전혀 다른 효과를 낸다(Solanto, Arnsten, & Castellanos, 2001). 예를 들어, 메틸페니데이트가 시냅스 틈새의 도파민 전달체를 차단하여 도파민의 방출을 증가시킬 가능성이 있다. 이 과정은 도파민성 신호가 손상된 ADHD 환자의 주의력, 초점, 집중력을 향상시킨다. 양전자 방출 단층 촬영(PET) 기술은 메틸페니데이트의 치료적 수준이 뇌의 도파민 전달체의 절반 이상을 차단하고 기저핵에서 도파민의 농도를 증가시킨다는 것을 보여준다(Vlokow, Fowler, Wnag, Ding, & Gatley, 2002). 암페타민은 메틸페니데이트와 유사한 자극제로 세포 외 도파민을 상승시킴으로써 치료 효과를 나타낸다, 하지만, 선조체에서 도파민 수용체 신호를 연장한다(Calipari & Ferris, 2013).

비정신자극제에 대한 작용 기전은 정신자극제와 비교할 때 몇 가지 유사점과 차이점을 가지고 있다. 예를 들어, 비록 아토목세틴이 시냅스전 노레피네프린 재흡수를 억제하여 세포외 노레피네프린을 증가시키지만, 전전두엽 피질에서 도파민 상승은 보다 간접적이다(Nigg & Barkley, 2014; Wilens et al., 2008). 게다가, 아토목세틴은 세로토닌과 다른 신경전달물질에 거의 영향을 미치지 않는다. 아토목세틴의 치료적 이점은 후방 주의력 시스템에 미치는 영향을 통해 나타나는 것으로 생각된다(Wilens et al., 2008). 알파-아드레날린성 제재로 명명된 항고혈압 약의 한 종류인 구안파신 XR (Guanfacine XR)은 매우 다른 작용 메커니즘을 가지고 있는데, 그 작용은 약물이 전전두엽 피질의 신경세포에 있는 알파-2 수용체를 미세 조정하여 신호 강도와 전도성을 증가시킨다(Nigg & Barkley, 2014). 알파-아드레날린성 약이 전전두엽 피질에 미치는 치료 효과는 ADHD 젊은이들에게 신경심리학적 기능을 향상시키는 결과를 가져온다고 생각된다(Wilens 등, 2008).

정신치료는 여러 가지 면에서 변화를 일으키기 쉽다. 정신치료의 구조화된 형태는 ADHD를 가진 사람들이 목표를 잡고, 그러한 목표를 달성하기 위한 장애물을 식별하며, 일상 상황에 적용될 수 있는 방법으로 도전에 대처하는 데 도움을 줄 수 있다. 또한 ADHD에 대한 정신교육은 성인, 배우자, 가족 구성원들이 이 평생의 장애를 더 잘 이해하고 그들이 더 많은 정보에 입각한 치료 결정을 내리는 데 도움을 줄 수 있다.

ADHD 에 대한 정신교육은 성인과 가족구성원이 질환을 더 잘 이해할 수 있도록 한다.

인지행동개입은 사회적 학습 이론과 유관성 관리의 원리에 기초한다. 따라서, 치료의 행동부분의 목표는 성인들과 그들의 파트너, 배우자 또는 가족 구성원들에게 ADHD와 관련하여 겪는 행동적 어려움을 대처할 수 있는 특정한 도구와 방법을 제공하는 것이다. 성인 및 가족과 임상가가 장애에 대처하기 위해 통합하려는 전략에 대해 합의할 때, 치료 회기 내외 모두에서 실행될 수 있다. 그러한 전략에는 목록 작성, 업무 구성을 위해 따로 정해진 특정 시간 마련, 계획 및 우선순위 평가가 포함된다. 만약 선택된 행동이 효과적이라면, 성인환자는 오래된 패턴과 습관을 대체할 수 있는 새로운 방법과 생활 방법을 배울 수 있다. 장애로 영향받기 쉬운 관계인 ADHD 성인, 배우자에게도 동일한 원칙이 적용된다. ADHD 성인과 상호작용하기 위한 새롭고 효과적인 전략을 배우려면 시간과 연습의 초기 투자가 필요하다. 그러나, 새로운 방법은 결국 학습되고, 자동적으로 될 수 있다. 그러면 바람

직하지 않은 행동을 단념시키고 긍정적인 행동을 촉진하는 일관되고 효과적인 반응을 만들어내야한다. 따라서 상호작용방식의 변화와 새로운 전략의 사용은 행동기전으로써 개념화되다. 이것으로 CBT가 ADHD를 가진 성인의 행동에 영향을 미치게 된다.

4.6 성인 ADHD 및 공존상태 치료하기

성인에서 ADHD는 기분, 불안장애, 약물남용, 성격장애를 포함한 다양한 정신 질환과 종종 동반된다. 이 절은 성인 ADHD의 치료 연구에서 나온 관련 연구 결과를 제시하고, 치료 결정에 대한 공존 정신건강 상태의 영향에 관한 문헌을 종합한다.

4.6.1 약물학적 고려사항

소아 ADHD와 비교해서 성인 ADHD는 치료에서 복합약물치료가 필요하다.

ADHD가 있는 아동에 비해, 성인은 공존 기분 및 불안장애가 있을 가능성이 높으며, 따라서 치료를 위해 다약제 복용이 필요할 가능성이 더 높다(Barkley et al., 2008). 그러나 최상의 적정, 용량, 약물 조합에 관하여 처방하는 임상가를 안내하기 위한 방법론적으로 엄격한 약물 시험이 거의 시행되지 않았다(Kooij et al., 2010). 우울장애와 관련하여, 현존하는 문헌의 연구 결과는 ADHD의 핵심 증상을 치료하기 위한 경구 정신자극제의 안전성과 효능이 항우울제 약물의 동시 사용에 의해 낮아지지 않는다고 제안하였다(Biederman, Mick, Spencer, Surman, & Faraone, 2012). 그러나 정신자극제가 우울증의 공존증상에 부정적인 영향을 미칠 수 있다는 일부 근거가 있다(Kooij et al., 2010).

공존 불안 증상에 정신자극제가 미치는 영향에 관해서 연구

결과는 엇갈린다. 한 연구는 공존 불안 증상에 메틸페니데이트의 긍정적인 효과를 발견하였다(Bouffard, Hechtman, Minde, & Iaboni Kassab, 2003). 반면에, Kooij 외 연구진(2004년)과 Tenenbaum 외 연구진(2002)은 성인 ADHD에서 메틸페니데이트가 불안의 증상을 악화시킨다는 것을 발견했다. 예를 들어, Tenbaum et al., (2002) 연구에서, 사전과 사후 불안 평가 사이의 효과 크기가 −0.54로 나타났다. 이러한 연구 결과를 고려할 때, 성인에서 공존 ADHD와 불안장애를 치료하기 위해 정신자극제를 처방할 때 조심하는 것이 중요하다. 불안 증상에 대한 정신자극제의 잠재적 악화 효과 때문에, 비정신자극제 약물인 아토목세틴이 실행 가능한 대체 치료법이 될 수 있다. 사실, 일부 연구는 이 약이 실제로 성인 ADHD에서 불안 증상을 완화시킬 수 있다는 것을 발견했다(Barkley et al., 2008). 몇몇 연구는 항우울제로 일반적으로 판매되는 비자극제 도파민 및 노레피네프린 재흡수 억제제인 부프로피온이 성인에서 ADHD 증상을 치료하는 데 효과적이며, 부가적인 기분 증상 호전을 나타낼 수 있다고 제안하였다(Kooij et al., 2010).

임상가는 ADHD와 불안이 공존하는 성인에서 정신자극제를 처방할때 주의해야 한다.

ADHD는 성인에서 종종 양극성장애와 공존되어 있다. 이 특정 임상 양상을 가진 개인은 다른 공존 질환이 있는 개인과 비교해서 ADHD와 기분증상 모두 더 심하게 나타나기 쉽다(Klassen, Katzman, & Chokka, 2010). 처방하는 전문가들은 역사적으로 ADHD와 조증을 가진 개인에서 정신자극제가 활성화시키는 잠재력에 대해 우려를 해왔다(Wilens et al., 2003). 이 인구집단에서 비정신자극제의 사용에 대해 일부는 옹호한다. 예를 들어, Wilens (2003)는 6주간의 개방표지시험에서 ADHD와 공존 양극성장애가 있는 36명의 성인에게 부프로피온을 투여했다. 그 결과

부프로피온을 이용한 치료는 ADHD 증상, 우울증, 조증 증상에 현저한 호전을 보이는 결과가 나타났다. 게다가, ADHD와 비특이성 정서조절부전을 가진 성인에서 아토목세틴에 대한 긍정적인 반응에 대한 몇 가지 근거가 있다. 좀 더 구체적으로, Reimher 외 연구진(2005)은 감정조절부전 척도에서 높은 점수를 기록한 성인 ADHD 환자 170명에게 아토목세틴을 투여하였다. 그 결과, 아토목세틴은 ADHD 증상과 감정조절부전의 모두 개선시키는데 관련이 있다는 것이 밝혀졌다. 참가자들이 특정 기분장애를 진단받지 않았기 때문에, 이 연구를 일반화를 하는 것은 제한적이다.

ADHD는 성격장애, 특히 반사회성 성격장애와 자주 공존되며, 이는 아마도 전 세계 교도소 집단에서 높은 ADHD 유병률이 발견되는 이유를 설명할 수 있을 것이다(Kooij et al., 2010). 여러 연구에서 ADHD로 진단된 수감자들에게서 정신 자극제의 사용을 연구했다. 예를 들어, Ginsberg와 Lindefors (2012)는 개방표지 연장 연구에 포함된 5주 이중맹검위약통제 시험에서 30명의 죄수(반사회성성격장애로 진단된 1명만 제외하고 모두)에게 메틸페니데이트를 투여했다. 그 결과 메틸페니데이트를 복용한 참가자들의 ADHD 증상이 개선되었으며, 부작용은 보고되지 않았다(Ginsberg & Lindefors, 2012). 흥미롭게도, 연구자들은 이 연구의 참가자들이 수감되기 전에 종종 암페타민을 최고의 약물로 보고했으며, 아마도 이 사람들이 자가투약을 시도했을지도 모른다고 언급했다(Ginsberg & Lindefors, 2012). ADHD는 경계선 성격장애(philipsen et al., 2008)와 자주 동반 진단되며, 이러한 진단은 공통의 신경생물학적 특성을 공유하며, 기저의 ADHD가 경계선 성격장애의 증상을 악화시킬 수 있다는 주장이 제기되었다(philipsen et al., 2008). 그러나 ADHD와 경계선 성격장애가 동반된 성인에서 정신자극제나 비정신자극제의 안전성과 효능을 체계적으로 조사한 연구는 없다.

임상가는 공존 물질사용장애의 병력이 있는 성인에서 정신자극제를 처방할 때 신중해야 한다.

ADHD는 물질사용장애와 잘 동반되며, 이 인구집단에서 약물학적인 고려사항은 복잡하다. 코카인 중독이 있는 ADHD 성인을 대상으로 한 이중 맹검연구에서 메틸페니데이트는 ADHD 증상의 관리에서 위약보다 우월하지 않았다(Levin, Evans, Brooks, 2007). 유사하게, Schubiner외 연구진(2002)과 Levin 외 연구진(2006)은 정신자극제을 이용한 치료는 ADHD와 약물 남용이 동반된 성인에서 ADHD 증상의 유의미한 개선을 시키지 않는다는 것을 발견했다. 흥미롭게도, 일부 연구는 메틸페니데이트를 이용한 치료가 코카인 사용 감소(Kalbag & Levin, 2005)와 관련이 있다는 것을 발견했으며, 반면, 다른 연구들은 약물 사용 감소에 메틸페니데이트의 어떤 이점도 확인되지 않았다고 보고하였다(Levin et al., 2006; Schubiner et al., 2002).

자극제 약물 남용의 위험성에 관한 결정적인 자료가 없어 일부 전문가는 비정신자극제가 ADHD와 공존 물질남용이 있는 성인에서 첫 번째 치료 방법으로 고려되어야 한다고 주장하였다(Wilens, 2004). 알콜 사용장애가 동반된 성인의 ADHD 증상 치료에 있어 아토목세틴의 효능에 대한 이중 맹검 위약 통제 조사 결과 ADHD 증상의 현저한 감소가 나타났으나 알코올 사용에 대한 효과는 엇갈렸다(Wilens et al., 2008).

4.6.2 정신치료적 고려사항

일반적으로 개인에게 가장 장해가 되는 질환이 치료 결정에서 우선이 되어야한다.

일반적으로 치료 결정에서 개인의 가장 심각한 장애는 우선 순위를 두어야 한다. 특히 공존질환이 ADHD 관리에 장벽으로 존재할 때 그러하다(예: 현재 물질 남용; Kooij et al., 2010). ADHD와 공존질환이 있는 성인에 대한 포괄적인 치료법이 근본적으로 부족하기 때문에, 이 환자들은 다중 치료 패키지를 필요로 할 것이다. 그러나 공존질환에 대해 개입할 때 ADHD의 기여를 무시하면 치료 실패가 발생할 수 있다(Barkley et al., 2008). 따라서 영리한 임상가는 ADHD와 공존질환을가진 성인과 함께 작업할 때 치료에 구조적 변화를 추가할 필요가 있을 수 있다. 정신치료에 참여하는 것은 어느 정도의 자기조절과 집행기능 통제가 필요하기 때문에 ADHD가 있는 사람은 약속을 기억하고, 자신의 생각과 행동을 추적하고, 다른 숙제를 마치는 것을 기억하는 데 어려움을 겪을 수 있다. 따라서, 개인이 과제를 완료하는 데 어려움을 겪는 경우, 임상가는 회기 내 작업에 더 집중하는 것을 선택할 수 있다(Kalbag & Levin, 2005). 또한 임상가는 회기간 날짜에 미리 알림을 포함시켜서 개인이 과제의 계획 및 구현에 상당한 도움을 줄 수 있다. 또 다른 전략은 임상가가 개별 프로그램 과제들을 내담자가 진료실에 있는 동안 전자 달력에 삽입하는 것이다. 그러한 방식으로 개입을 개인화하는 것은 치료가 잠재적으로 지장을 받는 측면을 피하는 데 도움이 된다.

제공자가 ADHD 및 관련 기능장애의 원인이 되는 것을 개인의 전체 임상 증상으로 통합하는 것이 중요하다(Kooij 등, 2010 Weiss & Weiss, 2004). 이러한 연결을 그리는 것은 임상가(및 개인)가 보다 효과적인 치료 계획을 제공하는 전체론적 관점에서 현재의 문제를 개념화 하도록 해준다. 예를 들어, ADHD와 우울증이 공존되어 있는 개인의 인지 치료는 ADHD 관련 증상과 경험(예: 직업과 관련된 문제) 그리고 사람과 자신의 미래에 대한 부정적인 인식을 재구성하려는 노력의 일환인 공존증상(예: 낮은 자존감, 절망감)들 사이를 연결짓는 것에 초점을 맞출 수 있다. 마찬가지로, 불안을 가진 사람들은 ADHD와 일상생활에서 불안 사이의 상호작용을 이해하는 것이 도움이 될 수 있다(Kalbag & Levin 2005; Weiss & Weiss, 2004).

불행하게도, 치료 결과 연구는 ADHD와 공존질환이 있는 사람들을 위해 특별히 고안된 정신치료적 개입을 조사하지는 않았다. Rostain과 Ramsay (2006) 그리고 Safren (2005)는 불안, 우울증, ADHD의 증상에 긍정적인 효과를 보여주는 유망한 치료 패키지를 개발했다. 그러나 현실적인 우려는 임상가가 ADHD와 다른 증상을 독립적으로 다루기 위한 별도의 치료 패키지를 재단하는 것이 필요할 수 있다는 점이다(Barkley et al., 2008). 예를 들어, 변증법 행동 치료(DBT)의 측면은 경계선 혹은 반사회적 성격장애로 진단된 개인에게 적응증이 될 수 있다. 특히 개인적인 관계의 민감성과 불안정성이 높은 성인을 치료할 때는 더욱 그러하다(Kalbag & Levin, 2005).

일부 전문가들은 ADHD가 물질사용장애나 물질의존이 있는 개인에게서 과소 진단되고 있다고 주장했다. 아마도 이러한 두 장애 사이에서 기능적 결합간의 중첩이나 물질 사용과 관련된 낙인 때문일 것이다(Kalbag & Levin, 2005). 약물 남용 문제가 있는 개인에서 ADHD를 정확하게 식별하는 것은 치료에 중요한 영향을 미친다. 예를 들어, ADHD 환자는 약물 남용에 대한 표준 치료를 완료하기 위해 장기간 그룹 활동에 참여하는 데에 어려움을 겪을 수 있다(Kalbag & Levin, 2005). 회복 중인 다른 사람들은 정신약물학적 제재의 사용이 정신교육을 필요로하고 행동전략에 더 중점을 두는 무물질 생활(substance-free lifestyle) 목표와 모순된다고 생각할 수 있다(Wilens, 2004). 게다가, 약물 남용의 우려가 있는 사람들은 종종 약속을 놓치게 되는데, 이것은 치료동맹에 큰 영향을 미칠 수 있는 요인이다. 치료 제공자는 치료 초기에 유관성 조절을 도입하여 개인이 치료에 꾸준히 참여하는 능력에 영향을 미치는 조직적 혹은 도구적 요인을 다루기를 원할 수 있다(Kalbag & Levin, 2005). 일반적으로 현재 물질남용의 치료는 특별히 ADHD에 초점을 맞춘 개입에 선행되어야 하지만, 물질남용 치료 역시, ADHD 증상을 고려해야만 한다(Kalbag & Levin, 2005; Guij 등, 2010).

4.7 치료를 수행할 때의 문제

공존 정신과적장애는 성인 ADHD 치료를 어렵게 한다.

성인의 ADHD 치료는 임상가에게 특별한 도전과제를 제시한다(Kooij et al., 2010). 성인 ADHD에 대한 공식적인 치료 지침은 미국에서는 개발되지 않았다. 게다가, 공존 정신건강장애가 성인 ADHD에 매우 만연하며 치료를 상당히 복잡하게 할 수 있다. 공존정신과적 상태가 동반되었는지 여부에 따라 정신자극제의 차등효과를 제안하는 근거가 있다(Torgersen et al., 2008). 예를 들어, ADHD에 일반적으로 처방되는 약은 우울증, 불안감 또는 약물 남용/의존과 같은 공존상태가 있는 개인에서 덜 효과적이고, 증상을 악화시킬 수 있다. 유감스럽게도, 성인 ADHD 문헌에는 어떤 공존질환과 어떤 상황에서 정신자극제가 금기인지 판단할 때 임상의를 안내하는 데 사용할 수 있는 자료가 거의 없다(Torgersen et al., 2008). 따라서, 임상가는 정신자극제로 치료하는 환자에서 공존 증상의 악화를 주의 깊게 관찰하고, 처방전문가와 긴밀히 협력하여 기저 존재하거나 잠재적으로 악화될 수 있는 공존상태에 관한 우려를 전달하는 것을 권고한다. 게다가, 치료자는 공존장애에 대해 정신치료적 또는 약물학적 개입이 ADHD 치료보다 선행되어야 하는지를 결정하는 데 자신의 임상적 판단을 사용해야만 한다(Kooij et al., 2010). ADHD가 환자의 1차 진단으로 느껴지지만, 공존질환도 문제라면 임상가는 Rostain과 Ramsay(2006) 및 Safren et al., (2005)에 의해 개발된 CBT 프로토콜을 채택할 수 있다. 특히, 이러한 프로토콜 각각은 ADHD가 있는 개인에서 흔한 이차적인 공존질환(예: 우울증, 불안증)을 치료하기 위한 요소를 포함한다. 하지만, 물질 남용이나 의존의 치료는 일반적으로 어떤 ADHD 개입보다 선행되어야 한다(Kooij et al., 2010).

성인이 치료 계획을 준수하지 않는 것은 일반적이며 성공적인 치료를 저해 할 수 있다.

성인 ADHD와 작업하는 임상가들이 마주치는 또다른 심각한 난제는 낮은 수준의 약물순응이다. 성인 ADHD환자에서 치료순응을 조사한 연구에서 나온 결과는 성인 ADHD의 14~15%가 약물에 순응하지 않았다는 것을 발견하였다(Adler & Niernberg, 2010; Safren, Duran, Yovel, perlman, & Sprich, 2007). 특히 이 순응도 범위의 하단은 단 2주간의 추적 기간으로 된 연구에서 나왔다(Safren et al., 2007). 일부 전문가들은 성인 ADHD 환자에서 낮은 정신자극제 반응 비율이 이 코호트 전체에서 부적당한 치료순응을 반영할 수 있다고 제안하였다(Safren et al., 2007).

ADHD의 효과적인 관리는 시간과 노동 집약적일 수 있다. 그러므로 ADHD가 있는 일부 성인들이 치료순응 때문에 고군분투하는 것은 놀라운 일이 아니다. 또한 ADHD가 있는 아동과 비교했을 때 성인은 자신의 상태를 관리할 때 상당한 도움을 제공할 수 있는 개인(예: 부모)이 있을 가능성이 낮다. 그런 개인이 있다고 하더라도, ADHD가 있는 일부 성인은 자신의 상태를 알리고/또는 도움을 받는 것을 불편하게 여길 수 있다. 비순응의 부차적인 상관관계는 약물 치료 혹은 ADHD 진단과 관련된 낙인이나 수행기능장애가 포함될 수 있다. 향정신성 약물에 대한 믿음이나 ADHD에 관한 낙인이 치료 순응에 부정적으로 영향을 미치는 경우, 임상가는 환자에게 상태에 관한 적절한 정신교육을 제공하고 치료선택지와 관련된 잠재적인 우려 사항을 논의 할 수 있어야한다. 임상가는 또한 환자가 약물 또는 정신치료에 순응하는 능력에 영향을 미칠 수 있는 문제-해결 사안(예: 재정적인 걱정, 조직화 어려움)을 적극적으로 모색해야 한다. 가능한 경우, 다른 책임 있는 개인(예: 배우자, 연인, 형제 또는 기타 치료 전문가)은 ADHD 성인이 치료에 순응하도록 돕기 위한 집단적인 노력에 참여하도록 권장해야 한다. 마지막으로, 임상가는 치료 계획에 관여할 때 환자의 장점, 결핍 및 자원을 면밀히 고려해야 한다.

4.8 효과와 예후

ADHD는 만성 질환으로 여겨지지만, ADHD를 가진 환자들의 예후는 매우 다양하다. 특징적으로, 어린 시절에 ADHD로 진단된 환자들 중 상당수는 성인기에 접어들 때 쯤에는 증상의 관해를 경험할 것이다. 예를 들어, 성인 ADHD에 대한 가장 대규모의 연구는 어린 시절에 진단받은 사람의 35%가 27세에는 더 이상 ADHD의 기준에 충족하지 않는다는 것을 발견했다(Barkley et al., 2008). 결과에서 증상 관해는 지적능력, ADHD 증상 또는 공존질환의 중증도, 정신자극제 약물치료 지속 기간, 또는 증상 발생 연령에 의한 영향을 받지 않는 것으로 나타나서(Barkley et al., 2008), 어떤 환자가 앞으로 성인기에 증상관해를 경험할 가능성이 높은지 예측하기란 어렵다. 그럼에도 불구하고, 성인 ADHD 사이에서 과잉행동/충동성 증상과 비교해서 부주의함이 증상으로 더 많이 나타나는 것은 전자의 행동 표현이 나이가 들면서 관해되기 쉽다는 것을 의미한다(Kessler et al., 2010). 하지만, DSM-IV 기준이 아동에 대해 개발되었기 때문에 성인기에 증상 관해의 보고된 비율이 왜곡될 수 있고, 종종 전 생애 동안 확장하는 심각한 장해를 반영하지 않을 수도 있다는 점을 주목하는 것이 중요하다(Barkley et al., 2008).

ADHD 환자에서 예후는 매우 다르다.

성인기의 ADHD "회복"의 유효성에 대해서는 일부 이견이 있지만, 대부분의 전문가들은 성인기까지 지속되는 ADHD 증상들이 상당한 기능적장애와 연관되어 있다는 것에 동의하고 있다. 예를 들어 ADHD가 있는 성인은 교육, 직업, 사회, 가족관계에서 장애가 없는 성인과 비교했을 때 더 좋지 않은 결과를 보여준다(Barkley et al., 2008). 자주 보고되는 다른 문제로는 주행 능력 저하, 인지능력 손상, 정신사회적 기능 저하, 자존감 저하, 약물남용 위험 증가 등이 있다(Kooij et al., 2010).

성인 ADHD의 불량한 결과에 대한 한 가지 가능한 설명은 이 코호트에서 상대적으로 적은 수만이 적절한 치료를 받는다는 것이다. 예를 들어 Barkley and colleagues (2008)는 연구에 참여한 성인 ADHD의 3분의 1에서만 이전에 진단받거나 이 장애로 치료를 받았다고 발표하였다. 마찬가지로 Kessler et al., (2006)는

성인 ADHD 환자가 적절한 치료를 거의 받지 못한다.

국립 공존질환 조사에서의 성인에서 ADHD 참가자의 단 10%만 이 치료를 받고 있다고 보고했다. 그러나 ADHD를 치료받지 않은 성인들이 특히 불량한 결과를 경험한다는 것을 뒷받침하는 근거가 축적되고 있다. 예를 들어 최근 메타분석에서 Shaw and colleagues (2012)는 ADHD를 치료받은 군과 치료받지 않은 군의 장기적인 예후를 비교하였다. 메타 분석은 아동, 청소년 및 성인 대상자를 포함하고 있는 351개의 종적 연구를 평가하여 이 장애에 대한 전생애 조망을 할 수 있게 되었다. 특정 ADHD 증상은 결과로 포함되지 않았다. 오히려 저자들은 다양한 핵심 인생 영역에서 개인의 기능을 조사하였다. 결과는 치료받은 성인과 비교해서 치료받지 못한 성인 ADHD 환자들은 학업과 직업성취, 운전, 그리고 사회적 기능의 관점에서 불량한 기능, 서비스 사용(예: 사법체계, 응급의료관리체계, 재정지원) 증가, 높은 물질사용/중독행동, 반사회적행동, 비만을 나타냈다(Shaw et al., 2012).

어느 기능영역이 치료에 가장 반응하는지를 결정하기 위하여 추가 분석을 수행하였다. 결과는 비만과 운전이 치료에 가장 반응을 하고, 반면에 자존감, 사회적 기능 및 학문영역은 치료에 대한 반응이 낮은 것으로 나타났다(Shaw et al., 2012). 치료에 대한 반응이 가장 낮은 결과 변수로는 물질사용 및 중독 행동, 반사회적 행동, 서비스 이용및 직업적 성취가 포함되었다. 또한 ADHD의 치료는 개인이 성인기의 표준적 수준의 기능을 회복하도록 하지 못했다. 특히 치료를 받은 ADHD 환자들 조차도 대부분의 영역에서 ADHD가 없는 성인들과 동등한 기능을 할 수 있다는 증거가 없었다(Shaw et al., 2012). ADHD를 치료받은 개인이 ADHD를 치료받지 않은 성인에 비해 사회적, 학문적 기능의 향상을 보여주었지만, 치료받은 ADHD 환자도 ADHD 병력이 없는 성인과 비교해서 이러한 영역에서 유의미한 장애가 남았다(Shaw et al., 2012). 유감스럽게도, 특정한 치료 방식의 차별적인 영향은(예: 약물치료 대 행동치료) 본 연구에서 조사되지 않았다.

다양한 정신약물학적 치료 양식의 효과에 대해 이용할 수 있는 성인 코호트 연구 결과 자료가 상대적으로 적다. 대신 비교 방법을 통해, 많은 통제된 임상 실험이 아동에서 ADHD의 핵심 증상을 개선하는 데 정신자극제 약물의 이로운 효과를 입증해왔다(Brown & Daly, 2009 참고). 최근의 몇몇 결과는 성인에게도 비슷한 반응을 뒷받침하지만(Kooij et al., 2010; Meszaros et al., 2009), 또다른 연구들은 더 미묘한 차이를 제시한다. 19개의 이중맹검 위약-대조군 연구의 메타분석은 성인에서 ADHD 증상 관리에 비정신자극제에 비해 정신자극제의 치료 효과를 조사하였다. 연구 결과는 ADHD의 핵심 증상을 감소시키는 것에 대해 지속형 정신자극제에 비해 비정신자극제가 유의미하게 덜 효과적이라는 것을 보여주었다(Faraone & Glatt, 2010). 메틸페니데이트 기반과 암페타민 기반약물의 효능에는 유의미한 차이가 없었다(Faraon & Glatt, 2010).

성인 ADHD의 비약물학적 치료는 상당히 도전적이고 제한된 근거 기반을 갖고 있다. ADHD가 있는 젊은 청년은 행동적 부모훈련, 행동적 교실 관리, 행동적 또래 개입과 같은 ADHD에 대한 다양한 근거 기반 비약물 개입으로부터 도움을 받지만(Evans Owens, & Bunford, 2014), 성인 코호트에서 이러한 전략을 채택하는 것은 일반적으로 보호자 또는 권위 있는 인물의 참여를 포함하는 행동적 접근법의 일관된 적용이 필요하기 때문에 어렵다. 성인 ADHD의 심리학적치료에 관한 연구 포럼은 5가지 경험적 연구로부터 중간부터 큰 효과의 크기를 확인했다(Weiss et al.,

성인 ADHD의 정신사회적 치료는 내담자의 동기수준이 높고, 변화의지가 강할때 가장 효과적이다.

2008). 그러나 저자들은 내담자들이 높은 수준의 동기와 변화에 대한 의지를 보일 때 CBT를 포함한 심리학적치료가 가장 효과적이었다는 것에 대해 경고하였다(Weiss et al., 2008).

성인 ADHD에서 조직화 기술훈련은 더 많은 가능성을 가질 수 있다. 예를 들어, Solanto와 colleagues (2008)는 조직, 시간 관리 및 계획 능력의 결함을 다루기 위해 고안된 8주 또는 12주짜리 메타인지치료 프로그램에서 ADHD (68.4%는 약물 복용)를 가진 30명의 성인을 등록시켰다. 이 프로그램은 참가자들에게 조직화된 계획표 사용하기, 우선순위 정하기, 목표 설정, 그리고 복잡한 업무를 관리 가능한 양으로 바꾸기를 포함한 다양한 영역에서 행동을 형성하기 위한 자기-강화를 사용하도록 가르치고, 추가 지침을 제공했다. 결과에 따르면 CAARS 부주의 소척도 향상에 큰 효과(0.59)가 나타났으며, 이 척도에서는 참가자의 46.7%가 사후 검사에서 임상 범위의 점수가 더이상 나타나지 않았다(Solanto et al., 2008). 뿐만 아니라 BADDS의 총점수, 활성화, 주의력, 노력, 정서, 기억력의 하위척도와 ON-TOP(조직화 및 계획 척도) 점수가 사전과 사후에서 유의미하게 향상되었다. 특히 참여자들의 약물 상태와 관계없이 이득이 있었다. 무작위 통제 시험 설계의 혜택을 받은 후속 조사에서 Solant와 연구진(2010)은 대부분 약을 복용하고 있는 88명의 성인 ADHD 환자들에게 메타인지 치료나 지지치료를 받도록 무작위로 할당하였다. 결과는 지지치료군 성인의 12%와 비교하여 치료군의 42.2%에서 ADHD의 DSM-IV 증상에서 최소 30% 감소로 정의되는 좋은 치료반응을 나타냈다. 이러한 연구결과는 ADHD 치료에 기술 기반 접근이 성인들에게 상당히 도움이 될 수 있다는 주장을 뒷받침해준다.

ADHD와 흔히 공존하는 상태(예: 우울증 및 불안)에 초점을 맞춘 정신사회 치료프로그램은 ADHD의 핵심 증상 및 각각 동반되는 질환과 관련된 증상 치료에 있어 유효성이 입증되었다(Rostain & Ramsay, 2006). 비록 기술 훈련 접근이 성인에서 ADHD 증상을 완화시키는 데 효과적일 수 있다는 증거가 있지만, 이 연구가 아직 초기 단계에 있다는 것 또한 주목하는 것이 중요하다. 예를 들어, 과잉행동 증상에 대한 조직화 기술 훈련의 효과는 Solanto and colleagues (2008, 2010)가 조사하지 않았다. 부주의한 증상들은 아동 ADHD 환자들에 비해 성인 ADHD 환자들 사이에서 더 흔하지만, 여전히 성인 ADHD 환자들 사이에서 꼼지락거림과 안절부절못함을 치료하기 위한 행동 접근법을 연구해야 할 절박한 필요성이 있다.

또 다른 중요한 주의 사항은 어떤 대규모 무작위 통제 시험도 ADHD를 가진 성인들 사이에서 정신약리학 치료, 정신치료 개입이나 복합 치료의 상대적인 이득을 분석하지 않았다는 것이다. 아동 ADHD 코호트에서 MTA 공동 그룹 연구의 결과에 따르면 행동 치료로 행동이 정상화된 비율이 34%, 약물 관리 56%, 복합 치료의 경우 68%로 복합적인 접근법을 사용하는 것에 대한 부가적 이득을 제안했다(Sanson et al., 2002). 임상의들은 성인 ADHD와 작업할 때 부족한 치료로 인해 발생할 수 있는 심각한 장기적 손상 뿐만 아니라 생애 전체에 걸친 증상의 만성화 때문에 다양한 접근법 사용을 고려해야 한다(Murphy, 2005).

다중치료는 약물치료 단독이나 정신사회치료 단독에 비해 많은 이점이 있다.

4.9 다문화 문제

여성, 소수민족, 저소득계층 성인은 ADHD 연구에서 낮게 나타난다.

성인 ADHD 치료 문헌은 주로 중간 소득 계층에서 중상 소득 계층의 백인에게 전달되는 개입에 주로 초점을 맞추고 있다. 따라서, 문화, 인종, 민족성이 성인 ADHD 치료 결정과 결과에 어떻게 영향을 미치는지에 대해서는 상대적으로 거의 알려져 있지 않다. 그러나 일부 유용한 정보는 장애를 진단 받은 아이들의 부모들이 보고한 견해와 신념에서 도출될 수 있다. 일반적으로 이러한 연구 결과는 인종, 문화, 민족성이 성인의 개념적인 해석 및 ADHD의 치료에 복잡한 영향을 미친다는 것을 시사한다. 예를 들어, ADHD 아동의 유럽계 미국인 부모는 아프리카계 미국인이나 히스패닉계 부모에 비해 자녀에 대한 치료법을 더욱 찾으려는 경향이 있고 지속적인 증상에 대해 견디지 못한다(Waite & Ramsay, 2010). 또한 유럽계 미국인들에 비해 소수민족 출신 부모(대부분 아프리카계 미국인 및 히스패닉계)는 ADHD에 대한 지식이 부족하고 ADHD와 관련된 더 심한 낙인을 보고하며, 자녀의 진단을 받아들일 가능성이 적으며, 치료를 받기 전에 증상 심각도 대해 더 높은 역치를 가지고 있다(Waire & Ramsay, 2010).

반면에, ADHD 진단을 받은 아동의 부모들을 대상으로 실시한 질적연구 결과에 따르면 아프리카계 미국인 부모들이 유럽계 미국인 부모들과 비교했을 때 정신약물학적 관리를 동등하게 고려하는 경향이 있다고 한다(Bussing et al., 2012). 다수군에 비해서 아프리카계 미국인들이 ADHD에 대해 정신약물학적 개입을 덜 사용하는 경향이 있다는 결과는 문화적 낙인이나 인종 간의 행동 기대치의 차이를 반영하는 것은 아니다(Bussing et al., 2012). 예를 들어 ADHD 아동의 아프리카계 미국인 부모들은 치료를 위해 어디로 가야 할지 불확실하고 부정적인 치료 기대치를 가지고 있다고 보고했다(Bussing, Zima, Gary, & Garvian, 2003). 종합해보면, 이 연구결과들은 소수 그룹에 속하는 성인 ADHD 환자들이 비소수에 속하는 성인들보다 치료 난제나 치료 자원의 부족문제에 대한 2차 치료를 추구할 가능성이 작다는 것을 시사한다. 사회경제적 특성과 관련하여 차이가 있는 성인 ADHD를 어떻게 최상의 치료를 할 수 있는지에 대한 질문은 대규모 환자군에서 검증되지 않았다. 그러므로 성인 ADHD 치료 선호도와 결과의 민족 혹은 문화적 상관관계를 검증한 연구가 없다는 점을 감안하여 해석은 잠정적이어야만 한다.

ADHD
IN ADULTS

5
사례

Brian P. Daly, PhD
Elizabeth Nicholls, MS
Ronald T. Brown, PhD, ABPP

5 사례

5.1 Julie (대학생)

Julie는 대학 1학년 2학기에 재학 중인 19살의 백인 학생이다. 비록 그녀는 수업활동에 많은 노력을 기울였다고 보고했지만, Julie는 두 개의 역사 과목 중간고사에서 낙제점을 받았다. 그녀는 학업에서 겪는 어려움에 대해 의논하기 위해 캠퍼스에 있는 상담 센터에 약속을 잡았다. Julie는 항상 역사에 관심을 갖고 학계에서 경력을 쌓는 것을 고려해왔으나 역사 수업에서의 고투 끝에 전공이나 직업과 관련된 계획을 바꿀 필요가 있을까 하는 생각이 들었다고 한다. Julie는 사회 생활을 활발히 하고 있다고 말했고 경쟁적인 학업적, 사회적 압력에 대해 부담을 느껴왔다고 하였다.

초등학교, 중학교, 고등학교 동안 Julie는 수업 중에 끊임없이 고군분투했지만 주의산만하고 집중하지 못하며 계획적이지 못했다. 그녀는 수업 중에 종종 공상을 하곤 해서, 선생님들은 자주 그녀의 주의를 강의자료로 돌려야 했다. 다행히 Julie는 학생 대

교사 비율이 낮은 작은 사립학교에 다녔기 때문에, 그녀의 선생님들은 그녀가 집중력을 유지하고 수업 시간에 참여하도록 상당한 지원을 할 수 있었다. Julie는 항상 과제를 계속하도록 도와줄 수 있고 놓친 설명을 반복해 줄 수 있는 또래 옆에 앉았다.

Julie는 여전히 조직에서 어려움을 보고했다. 그녀는 중요한 서류들을 보관하는 데 어려움을 겪었고, 종종 옷이나 다른 물건들을 잃어버렸다고 말했다. Julie의 어머니는 초, 중, 고 시절 그녀의 삶에 매우 관여했다. Julie는 매일 알림장을 확인하고, 숙제를 하고, 수업 자료를 정리하고, 방을 청소하고, 숙제를 끝내는 것을 엄마가 도와주셨다고 했다. 매일 받던 엄마의 도움이 없어지자, 대학 첫 학기가 고등학교보다 훨씬 더 어렵다는 것을 알게 되었고, 대학에서의 학업 성적은 그녀를 실망하게 만들었다. 하지만, 그녀는 첫 학기 동안 대학교 신입생 세미나 프로그램에 참석했고, 꽤 많은 개인적인 관심을 받았고, 그것은 꽤 도움이 되었다. 현재 학기 동안 그녀는 두 개의 큰 강의 수업과 두 개의 작은 세미나 수업에 등록되어 있다. 강의 자료 중 일부는 교과서로 이해하기 쉬웠지만, Julie는 강의 중에 주의력을 유지하는 데 어려움을 느끼고, 적절한 필기를 하는 것이 어렵다고 느꼈다. 그녀는 작은 대화형 수업에서 능숙하다고 느꼈다. 그녀의 과제는 높은 점수를 받았지만, 그녀는 두 과목 모두 성적의 주요 부분을 차지하는 객관식 시험에서 떨어졌다. Julie는 특히 이 점에 대해 화가 나 있는데, 왜냐하면 어떤 경우에는 시험에 나온 자료를 이해했지만, 그 당시에는 그것을 기억해낼 수 없었다고 믿기 때문이다.

Julie는 또한 자신의 사회생활과 자신의 학업적 목표와의 균형을 맞추는 데 어느 정도 무리가 있다고 설명했고, 자신의 학업적 실패가 자신의 정체성에 영향을 미쳤다고 언급했다. 고등학교 때, 그녀는 함께 어울렸던 무리의 친구들이 있었다. 대학에서 Julie는 기숙사와 수업에서 몇 명의 새로운 친구들을 사귀었지만 사교적인 행사들을 자주 잊어버린다는 것을 알게 된다. 비록 때때로 학업때문에 사교적 행사를 잊거나 취소하기도 했지만, 그녀는 자신의 학업적 어려움에 대해 너무 화가 나서 사교활동을 늘렸고, 친구들과 시간을 보내는 것이 자신의 학문적 걱정에서 긍정적인 탈출구가 된다고 느꼈다. Julie는 학업 성석이 좋지 않아 매우 사기가 떨어진다고 말했다. 그녀는 "실패자"같은 느낌을 받고, 유능한 학생이라는 자신에 대한 인식이 심각하게 흐트러졌다고 설명했다.

Julie의 친구 중 한 명은 ADHD가 있고, 정신자극제를 복용한다. 이 친구는 그녀에게 약 한봉지를 주었고, 그녀는 역사 강의 전에 복용하였다. 약을 복용한 후, Julie는 강의 내용을 집중해서 파악하는 것이 평소보다 훨씬 더 쉽게 다가오는 것 같다는 것을 알아차렸고, ADHD가 자신의 어려움의 일부의 원인이지 않을까 하는 생각을 하였다. 상담 센터에 온 그녀의 목표는 ADHD에 대한 평가를 받고 약이 그녀의 학업적인 어려움에 도움이 될 수 있는지를 결정하는 것이었다.

대학 상담소에서 Julie는 ADHD에 대한 종합평가에 참여했는데, 여기에는 DSM-IV (CAAID)에 대한 코너스의 성인 ADHD 진단 인터뷰[CAAID], 수행 기능의 행동 평가 목록-성인 자기 보고 양식[BRIEF-A], 웩슬러 성인 지능 척도 4판[WAIS-IV], 웩슬러 개인 성취 검사-3판[WIAT-3], 웩슬러 기억력 척도 4판[WMS-IV], 그리고 Continuous Performance Test 3차 Edition [CPT3] 등이 포함되었다. Julie의 어머니는 전화 인터뷰를 통해 어린 시절의 행동에 대한 정보를 제공할 수 있었다. 그녀는 또한

Julie의 증상에 대한 체크리스트를 작성했고, Julie의 옛 학교 성적표 일부를 상담소로 팩스로 보냈다. Julie의 어머니와 몇몇 고등학교 선생님들은 그녀가 조직화에 어려움이 있다는 것과 주의가 산만해지는 경향을 확인해주었다. Julie는 또한 CAADI를 이용한 임상 면접 동안 스스로 이러한 어려움을 언급하였다. 게다가, BRIEF-A에서는 작업 기억력과 사물조직화에 상당한 문제를 드러냈다. 그녀의 WMS-4, WAIS-4, CPT-3 점수는 ADHD 환자들과 일치했다. 이러한 평가 후에 Julie는 대학상담소에 근무하는 정신과전문의에게 의뢰되었고, 그는 주의력장애를 목표로 Adderall을 처방하였다. 그녀는 또한 학생건강센터에서 세 번의 상담을 했고, 그녀의 치료사는 그녀의 수업과 그것이 그녀의 정체성에 미치는 영향에 대한 부정적인 생각을 다루기 위해 인지행동치료를 했다. 상담회기는 Julie가 자신의 역사수업을 위한 스터디 그룹을 만드는 데 주도적으로 참여하도록 돕기 위해 행동전략을 사용했으며, 이는 과정에서 Julie의 수행능력을 향상시키는 데 도움을 주었다.

Julie의 사례는 초등학교와 중학교 때 높은 수준의 학부모와 교사 지원을 받으며 가까스로 성공을 거두었지만, 이러한 일상의 지원 없이 대학에서 더 까다로운 학업과 사회적 기대에 적응하기 위해 애를 쓰는 많은 신입 대학생들의 전형적인 예이다. 이런 유형의 학생들은 대학에 들어가기 전에 ADHD 진단을 받았을 가능성은 낮지만, 정신사회적, 약리적 개입에 의해 도움을 받을 수도 있다.

5.2 Peter (성인)

Peter는 소프트웨어 개발에 종사하는 34세의 아프리카계 미국인이다. 그는 스스로를 ADHD를 앓고 있다고 말했고, 그의 학교 성적은 주의력과 집중력에 대해 어려움을 겪어 심각하게 좋지 않았다고 느낀다. 그는 또한 "가만히 못 있고" 오랫동안 가만히 앉아 있는 데 어려움을 겪는다고 묘사했다. Peter가 9학년 때 ADHD 진단을 받을 때까지, 그의 부모는 Peter 의욕과 노력이 부족하다고 인식하고 그를 반복적으로 꾸짖었다. Peter는 9학년부터 정신자극제를 복용하기 시작했고, ADHD 증상 중 부주의함에 도움이 되었지만, 여전히 충동성을 조절하는 데 어려움을 겪고 있다는 것을 알게 되었다. 그는 대학때는 약을 계속 복용했지만, 그의 업무 환경이 학업 중에는 필수적이었던 장기간의 집중이 필요 없어서 대학 후에 약복용을 그만 두었다.

Peter는 같은 회사에서 6년 동안 일해 왔다. 그가 현재 고용주를 위해 일하기 시작했을 때, 신생하는 회사였다. Peter의 일은 소프트웨어 시스템의 구조와 틀 수립, 회사제품 테스트, 소프트웨어의 새로운 버전 개발, 주기적 소프트웨어 백업, 배포자동화를 위한 스크립트 작성, 사용자 인터페이스 생성 등 여러 업무가 있었다. 동료가 4명에 불과해 Peter의 역할은 유동적이었고, 여러 가지 역할을 수행했다. 그는 다양한 업무와 동료들과의 지속적인 교류를 즐겼다. Peter는 자신의 생각과 관심사에 따라 업무를 바꿀 수 있었다. 그 회사는 꽤 성공적이었고, Peter는 그의 일과 업적에 대해 수용할 만했고 자부심을 느꼈다.

회사가 성장함에 따라 Peter의 직무설명은 더욱 전문화되었다. 그는 특정영역의 관리자로 임명되었다. 그의 새 업무는 그가 현재 버전의 소프트웨어에 버그가 없는지 확인하는 "릴리스 컨트롤"에만 전념할 것을 요구했다. Peter는 직장에서 꽤 지루해지기 시작했고, 그의 집중력이 유지되지 않고 있다는 것을 알게 되었다. 그는 하루 종일 여러 번 휴식을 취했다. 게다가, Peter는 그가 배정되지 않은 프로젝트에서 일하는 것을 참지 못하였다. 많은 동료들이 그의 자발적인 피드백을 고맙게 여기지만, 어떤 이들은 그렇지 않았으며, 자신의 부서에서 하는 일은 그의 평소 실적에 미치지 못했다. 한 차원에서는 Peter가 자신의 ADHD가 현재의 어려움과 관련이 있을 수 있다는 것을 알고 있지만, 그는 자신을 게으르고 성공하지 못한 사람으로 여기기 시작했고, 성장하면서 경험한 자신의 성격에 대한 부정적인 인상을 재경험하기 시작했다는 것을 알아차렸다. 그는 다소 의기소침해지고 우울해지기 시작했고, 예전처럼 여자 친구, 친구, 가족과 시간을 보내는 데 관심이 없어졌다고 언급했다.

Peter는 우울증을 다루고, ADHD 약물 복용을 재개해야 하는지에 대해 논의하기 위해 정신치료 약속을 잡았다. 그의 평가에는 WAIS−IV 와 CPT3 가 포함된 신경심리검사였다. 동료와 상사와의 관계, 다양한 업무와 직업에 대한 업무 만족도, 관심사와 목표가 포함된 Peter의 고용 이력에 관한 광범위한 면접이었다. 평가 결과는 Peter가 ADHD의 전형적인 신경심리적 상관관계를 많이 갖고 있다고 나왔다. 그의 반응을 통해, Peter는 자신의 책임이 여러 영역에 걸쳐있을 때 탁월하고, 이러한 주제 영역을 통합하는 것이 필요하다는 것이 분명해졌다. 그는 또한 끊임없는 도전과 참신도가 유지되는 것을 즐긴다.

Peter의 치료자는 대처와 문제 해결 기술을 가르치는 데 초점을 맞춘 코칭을 사용했다. 결국, 그는 회사 내에서 처음의 일과 더 비슷한 업무로 자신의 위치에서 다시 일할 수 있었고, 다시 직장에서의 관심과 만족을 얻었고 우울증 증상이 완화되었다.

ADHD IN ADULTS

6

더 읽을거리

Brian P. Daly, PhD
Elizabeth Nicholls, MS
Ronald T. Brown, PhD, ABPP

ADHD in Adults

6 더 읽을거리

Barkley, R. A. (2014). *Attention-deficit hyperactivity disorder: A handbook for diagnosis and treatment* (4th ed.). New York, NY: Guilford Press.

이 책은 ADHD의 표준 임상 참고 자료로 널리 간주되고 있다. 다양한 환경에서 평가, 진단 및 치료 접근에 대한 개념화 및 증거 기반 지침을 포함하여 어린이, 청소년 및 성인의 ADHD에 대한 최신 지식을 제공한다. 이 책은 행동 학습, 학교 및 직업 결과, 건강 등과 같은 기능 영역 전반에 걸쳐 장애의 영향을 조사했다. 다루는 관련 주제의 폭을 고려할 때, 이 자원은 연구자와 임상의 모두에게 중요하다.

Barkley, R. A. (2010). *Taking charge of adult ADHD*. New York, NY: Guilford Press.

이 책은 성인들에게 증상을 관리하고 해로운 영향을 줄이기 위한 단계별 전략을 제공한다. 독자들은 직접 평가 도구와 기술-구축 운동을 할 수 있고, 약물 및 기타 치료에 대해 자주 묻는 질문에 대한 명확한 답을 얻을 수 있다. 특정한 기술은

이 질환이 있는 사람들이 종종 어려움을 겪는 중요한 영역 – 일, 재정, 관계 등에서의 도전을 극복하기 위해 제시된다. 마지막으로, 활력을 되찾을 준비가 된 ADHD 성인을 위한 작가의 원스텝 정보가 들어있다.

Brown, T. E. (2013). *A new understanding of ADHD in children and adults: Executive function impairments*. New York, NY: Routledge.

이 책은 최근의 임상연구와 신경과학 연구를 ADHD에서 집행기능의 역할을 강조하는 새로운 설명 패러다임에 접목시켰다. 장애와 관련된 행동 특성을 넘어서, 그것은 전 생애에 걸쳐 다양한 지점에서 ADHD를 기반으로 하는 복잡한 뇌 발달과 인지 기능 문제에 대한 통합적이고 포괄적인 이해를 제공한다. 경험적 연구에 바탕을 둔 흥미롭고 접근하기 쉬운 책인 이 책은 전문가와 임상의, 학생, 가족에게 매우 유용한 자료다.

Hallowell, E. M., & Ratey, J. J. (2011). *Driven to distraction: Recognizing and coping with attention deficit disorder*. New York, NY: Random House.

이 책은 아동청소년과 성인 ADHD에 대한 수많은 사례와 이야기를 담고 있다. 저자들은 ADHD와 관련된 긍정과 부정적인 요소들을 설명한다. 또한, 저자들은 모든 치료 선택사항에 대한 상세한 정보를 제공한다.

Levrini, A., & Prevatt, F. (2012). *Succeeding with adult ADHD: Daily strategies to help you achieve your goals and manage your life* (APA Lifetools). Washington, DC: American Psychological Association (APA).

저자들은 현실적이고 입증된 독특한 전략을 제공하여 독자들이 ADHD로 성공할 수 있도록 돕는다. 직장에는 대형 작업을 관리 가능한 작업으로 분류하는 데 도움이 되는 체크리스트, 워크시트 및 읽기 시작/읽기 중지 알림 기능이 포함되어 있다. 독자들은 자신의 생활 방식에 대한 올바른 치료와 지원을 확인하는 방법을 배우고 스트레스, 불안, 우울증, 실패에 대한 두려움 같은 감정적인 장애물을 다루는 전략을 찾을 것이다.

Puryear, D. (2012). *Your life can be better: Using strategies for adult ADD/ADHD*. Minneapolis, MN: Mill City Press.

이 책의 저자의 의도는 독자들에게 ADD/ADHD로 삶을 완화하는 데 사용될 수 있는 실제 생활 사례와 전략을 제공하는 것이다.

Zylowska, L. (2012). *The mindfulness prescription for adult ADHD: An 8-step program for strengthening attention, managing emotions, and achieving your goals*. Boston, MA: Trumpeter.

의사-연구자인 Lidia Zylowska 박사는 ADHD 증상을 극복하기 위해 주의력 훈련(주의 및 인식 훈련)을 사용하는 8단계 프로그램을 만들었다. Lidia Zylowska 박사는 독자들에게

ADHD에 대해 교육하고, 그들의 ADHD 두뇌가 어떻게 작동하는지, 그리고 그들이 그들의 도전을 위해 어떻게 마음 깊은 인식을 사용할 수 있는지를 이해하도록 돕는다. 그녀는 또한 어떻게 마음챙김 접근방식이 약물 등 다른 치료방법과 결합되어 자기개선을 촉진시킬 수 있는지를 설명한다.

ADHD
IN ADULTS

7

참고문헌

Brian P. Daly, PhD
Elizabeth Nicholls, MS
Ronald T. Brown, PhD, ABPP

ADHD in Adults

7
참고문헌

Ambrosini, P. J. (2000). Historical development and present status of the schedule for affective disorders and schizophrenia for school-age children (K-SADS). Journal of the American Academy of Child & Adolescent Psychiatry, 39(1), 49–58. http://doi. org/10.1097/00004583-200001000-00016

American Academy of Child and Adolescent Psychiatry. (2002). Practice parameters for the use of stimulant medications in the treatment of children, adolescents, and adult. Journal of the American Academy of Child and Adolescent Psychiatry, 41, 26S–49S. http://doi.org/10.1097/00004583-200202001-00003

American Psychiatric Association. (2000). Diagnostic and statistical manual of mental disorders (4th ed., text rev.). Washington, DC: Author

American Psychiatric Association. (2013). Diagnostic and statistical manual of mental disorders (5th ed.). Arlington, VA: Author.

Adler, L. D., & Nierenberg, A. A. (2010) Review of medication adherence in children and adults with ADHD. Postgraduate Medicine, 122(1), 184–91. http://doi.org/10.3810/pgm.2010.01. 2112

Arns, M., Conners, C. K., & Kraemer, H. C. (2013). A decade of EEG Theta/Beta ratio research in ADHD: A meta-analysis. Journal of Attention Disorders, 17, 374–383.

Asherson, P., Akehurst, R., Kooij, J. S., Huss, M., Beusterien, K., Sasané, R., . . . Hodgkins, P. (2012). Under diagnosis of adult ADHD cultural influences and societal burden. Journal of Attention Disorders, 16(Suppl 5), 20S–38S. http://doi.org/10.1177/1087054711435360

Barbaresi, W. J., Katusic, S. K., Colligan, R. C., Weaver, A. L., Leibson, C. L., & Jacobsen, S. J. (2006). Long-term stimulant medication treatment of attention-deficit/hyperactivity disorder: Results from a population-based study. Journal of Developmental and Behavioral Pediatrics, 27(1), 1–10. http://doi.org/10.1097/00004703-200602000-00001

Barkley, R. A. (1997). Behavioral inhibition, sustained attention, and executive functions: constructing a unifying theory of ADHD. Psychological Bulletin, 121(1), 65–94. http://doi.org/10.1037/0033-2909.121.1.65

Barkley, R. A. (1998). Attention-Deficit Hyperactivity Disorder. A handbook for diagnosis and treatment (2nd ed.). New York, NY: The Guilford Press.

Barkley, R. A. (2006). Attention-deficit hyperactivity: A handbook for diagnosis and treatment (3rd ed.). New York, NY: Guilford Press.

Barkley, R. A., & Benton, C. M. (2010). Taking charge of adult ADHD. New York, NY: Guilford Press.

Barkley, R. A. (2011a). Barkley Adult ADHD Rating Scale-IV (BAARS-IV). New York, NY: Guilford Press.

Barkley, R. A. (2011b). Barkley Functional Impairment Scale (BFIS for Adults). New York, NY: Guilford Press.

Barkley, R. A., Fischer, M., Smallish, L., & Fletcher, K. (2003). Does the treatment of attention-deficit/hyperactivity disorder with stimulants contribute to drug use/abuse? A 13-year prospective study. Pediatrics, 111(1), 97–109. http://doi.org/10.1542/peds.111.1.97

Barkley, R. A., & Gordon, M. (2002). Comorbidity, cognitive impairments, and adaptive functioning in adults with ADHD: Implications of research for clinical practice. In S. Goldstein & A. Teeter (Eds.), Clinical interventions for adult ADHD: A comprehensive approach (pp. 46–69). New York, NY: Academic Press.

Barkley, R. A., & Murphy, K. R. (2007). Comorbid psychiatric disorders in adults with ADHD. The ADHD Report, 15, 1–7. http://doi.org/10.1521/adhd.2007.15.2.1

Barkley, R. A., Murphy, K. R., & Fischer, M. (2008). ADHD in adults: What the science says. New York, NY: Guilford Press.

Barkley, R. A., & Peters, H. (2012). The earliest reference to ADHD in the medical literature? Melchior Adam Weikard's description in 1775 of "attention deficit" (Mangel der Aufmerksamkeit, attentio volubilis). Journal of Attention Disorders, 16, 623–630. http://doi.org/10.1177/1087054711432309

Beck, A. T., & Steer, R. A. (1993). Manual for the Beck Anxiety Inventory.

San Antonio, TX: Psychological Corporation.
Beck, A. T., Steer, R. A., & Brown, G. K. (1996). Manual for Beck Depression Inventory-II (BDI-II). San Antonio, TX: Psychological Corporation.
Berg, E. A. (1948). A simple objective technique for measuring flexibility in thinking. Journal of General Psychology, 39, 15–22. http://doi.org/10.1080/00221309.1948.9918159
Bernardi, S., Faraone, S. V., Cortese, S., Kerridge, B. T., Pallanti, S., Wang, S., & Blanco, C. (2012). The lifetime impact of attention deficit hyperactivity disorder: Results from the National Epidemiologic Survey on Alcohol and Related Conditions (NESARC). Psychological Medicine, 42(4), 875–887. http://doi.org/10.1017/S003329171100153X
Biederman, J. (2004). Impact of comorbidity in adults with attention-deficit/hyperactivity disorder. Journal of Clinical Psychiatry, 65(3), 3–7.
Biederman, J., & Faraone, S. V. (2002). Current concepts on the neurobiology of Attention-Deficit/Hyperactivity Disorder. Journal of Attention Disorders, 6(1), 7–16.
Biederman, J., Faraone, S. V., Monuteaux, M. C., Bober, M., & Cadogen, E. (2004). Gender effects on attention-deficit/hyperactivity disorder in adults, revisited. Biological Psychiatry, 55(7), 692–700. http://doi.org/10.1016/j.biopsych.2003.12.003
Biederman, J., Mick, E., Spencer, T., Surman, C., & Faraone, S. V. (2012). Is response to OROS-methylphenidate treatment moderated by treatment with antidepressants or psychiatric comorbidity? A secondary analysis from a large randomized double blind study of adults with ADHD. CNS Neuroscience & Therapeutics, 18(2), 126–132. http://doi.org/10.1111/j.1755-5949.2010.00233.x
Biederman, J., Milberger, S., Faraone, S. V., Kiely, K., Guite, J., Mick, E., . . . & Reed, E. (1995). Family-environment risk factors for attention-deficit hyperactivity disorder: a test of Rutter's indicators of adversity. Archives of General Psychiatry, 52(6), 464–470. http://doi.org/10.1001/archpsyc.1995.03950180050007
Biederman, J., Monuteaux, M. C., Mick, E., Spencer, T., Wilens, T. E., Silva, J. M., . . . Faraone, S. V. (2006). Young adult outcome of attention deficit hyperactivity disorder: A controlled 10-year follow-up study. Psychological Medicine, 36(2), 167–179. http://doi.org/10.1017/S0033291705006410
Biederman, J., Petty, C. R., Woodworth, K. Y., Lomedico, A., Hyder, L. L.,

& Faraone, S. V. (2012). Adult outcome of attention-deficit/hyperactivity disorder: A controlled 16-year follow-up study. Journal of Clinical Psychiatry, 73(7), 941–950. http://doi.org/10.4088/JCP.11m07529

Biederman, J., Swanson, J. M., Wigal, S. B., Kratochvil, C. J., Boellner, S. W., Earl, C. Q., . . . Greenhill, L. (2005). Efficacy and safety of modafinil film-coated tablets in children and adolescents with attention-deficit/hyperactivity disorder: Results of a randomized, double-blind, placebo-controlled, flexible-dose study. Pediatrics, 116(6), e777–e784. http://doi.org/10.1542/peds.2005-0617

Biederman, J., Wilens, T., Mick, E., Spencer, T., & Faraone, S. V. (1999). Pharmacotherapy of attention-deficit/hyperactivity disorder reduces risk for substance use disorder. Pediatrics, 104(2), e20. http://doi.org/10.1542/peds.104.2.e20

Bouffard, R., Hechtman, L., Minde, K., & Iaboni-Kassab, F. (2003). The efficacy of 2 different dosages of methylphenidate in treating adults with attention-deficit hyperactivity disorder. Canadian Journal of Psychiatry, 48(8), 546–554.

Bramham, J., Young, S., Bickerdike, A., Spain, D., McCartan, D., & Xenitidis, K. (2009). Evaluation of group cognitive behavioral therapy for adults with ADHD. Journal of Attention Disorders, 12, 434–441. http://doi.org/10.1177/1087054708314596

Brock, S. E., Jimerson, S. R., & Hansen, R. L. (2009). Identifying, assessing, and treating ADHD at school. New York, NY: Springer. http://doi.org/10.1007/978-0-387-88600-8

Brown, T. E. (1996). Brown Attention-Deficit Disorder Scales [Manual]. San Antonio, TX: Psychological Corporation.

Brown, T. (2009). ADHD comorbidities: Handbook for ADHD complications in children and adults. Arlington, VA: American Psychiatric Publishing.

Brown, R. T., & Daly, B. P. (2009). Neuropsychological effects of stimulant medication on children's learning and behavior. In C. R. Reynolds & E. Fletcher-Janzen (Eds.), Handbook of clinical child neuropsychology (3rd ed., pp. 529–580). New York, NY: Plenum.

Brown, T. E., & Gammon, G. D. (1991). The Brown Attention Activation Disorder Scale: Protocol for clinical use. New Haven, CT: Yale University Press.

Bukstein, O. G. (2012). Attention deficit hyperactivity disorder and substance use disorders. Current Topics in Behavioral Neuroscience, 9,

145–172. http://doi.org/10.1007/7854_2011_148

Bussing, R., Koro-Ljungberg, M., Noguchi, K., Mason, D., Mayerson, G., & Garvan, C. (2012). Willingness to use ADHD treatments: A mixed methods study of perceptions by adolescents, parents, health professionals and teachers. Social Science & Medicine, 74(1), 92–100. http://doi.org/10.1016/j.socscimed.2011.10.009

Bussing, R., Zima, B. T., Gary, F. A., & Garvan, C. W. (2003). Barriers to detection, helpseeking, and service use for children with ADHD symptoms. Journal of Behavioral Health Services and Research, 30(2), 176–189. http://doi.org/10.1097/00075484-200304000-00003

Calipari, E. S., & Ferris, M. J. (2013). Amphetamine mechanisms and actions at the dopamine terminal revisited. The Journal of Neuroscience, 33(21), 8923–8925. http://doi.org/10.1523/JNEUROSCI.1033-13.2013

Conners, C. K. (1998). Rating scales in attention-deficit/hyperactivity disorder: Use in assessment and treatment monitoring. Journal of Clinical Psychiatry, 59(7), 24–30.

Conners, C. K. (2014). Conners Continuous Performance Test 3rd Edition (Conners CPT 3). North Tonawanda, NY: Multi-Health Systems.

Conners, C. K., Erhardt, D., & Sparrow, E. (1999). CAARS adult ADHD rating scales [Technical manual]. Toronto, ON, Canada: Multi-Health Systems.

Cornelius, M. D., & Day, N. L. (2009). Developmental consequences of prenatal tobacco exposure. Current Opinion in Neurology, 22(2), 121-125. http://doi.org/10.1097/WCO.0b013e328326f6dc

Cortese, S. (2012). The neurobiology and genetics of Attention-Deficit/Hyperactivity Disorder (ADHD): What every clinician should know. European Journal of Paediatric Neurology, 16(5), 422–433. http://doi.org/10.1016/j.ejpn.2012.01.009

Cortese, S., Kelly, C., Chabernaud, C., Proal, E., DiMartino, A., Milham, M. P., & Castellanos, F. X. (2012). Toward systems neuroscience of ADHD: A meta-analysis of 55 studies. The American Journal of Psychiatry, 169(10), 1038–1055. http://doi.org/10.1176/appi. ajp.2012.11101521

Cumyn, L., French, L., & Hechtman, L. (2009). Comorbidity in adults with attention-deficit of Psychiatry, 54(10), 673–683.

Delis, D. C., Freeland, J., Kramer, J. H., & Kaplan, E. (1988). Integrating clinical assessment with cognitive neuroscience: Construct validation of the California Verbal Learning Test. Journal of Consulting and Clinical Psychology, 56(1), 123–130. http://doi.org/10.1037/0022-006X.56.1.123

Delis, D. C., Kaplan, E., & Kramer, J. (2001). Delis Kaplan Executive Function System. San Antonio, TX: Psychological Corporation.

Derogatis, L. R. (1975). The symptom checklist 90 – revised. Minneapolis, MN: NCS Assessments.

Downey, K. K., Stelson, F. W., Pomerleau, O. F., & Giordani, B. (1997). Adult attentiondeficit hyperactivity disorder: Psychological test profiles in a clinical population. Journal of Nervous and Mental Disease, 185, 32–38. http://doi.org/10.1097/00005053-199701000-00006

DuPaul, G. J., Power, T. J., Anastopoulos, A. D., & Reid, R. (1998). ADHD rating scale-IV: Checklists, norms, and clinical interpretation. New York, NY: Guilford Press.

Epstein, J. N., Johnson, D. E., & Conners, C. K. (2001). The Conners' Adult ADHD Diagnostic Interview for DSM-IV. North Tonawanda, NY: Multi-Health Systems.

Epstein, J. N., & Kollins, S. H. (2006). Psychometric properties of an adult ADHD diagnostic interview. Journal of Attention Disorders, 9(3), 504–514. http://doi.org/10.1177/1087054705283575

Evans, S. W., Owens, J. S., & Bunford, N. (2014). Evidence-based psychosocial treatments for children and adolescents with attention-deficit/hyperactivity disorder. Journal of Clinical Child and Adolescent Psychology, 43, 527–551. http://doi.org/10.1080/15374416.2013.850700

Faraone, S. V. (2009). Using meta-analysis to compare the efficacy of medications for attention-deficit/hyperactivity disorder in youths. Pharmacology and Therapeutics, 34(12), 678–694.

Faraone, S. V., & Biederman, J. (2005). What is the prevalence of adult ADHD? Results from a population screen of 966 adults. Journal of Attention Disorders, 9(2), 384–391.http://doi.org/10.1177/1087054705281478

Faraone, S.V., Biederman, J., & Mick, E. (2006). The age-dependent decline of attentiondeficit hyperactivity disorder: A meta-analysis of follow-up studies. Psychological Medicine, 36, 159–165. http://doi.org/10.1017/S003329170500471X

Faraone, S. V., & Buitelaar, J. (2010). Comparing the efficacy of stimulants for ADHD in children and adolescents using meta-analysis. European Child & Adolescent Psychiatry, 19(4), 353–364. http://doi.org/10.1007/s00787-009-0054-3

Faraone, S. V., & Glatt, S. J. (2010). A comparison of the efficacy of medications for adult attention-deficit/hyperactivity disorder using meta-analysis of effect sizes. The Journal of Clinical Psychiatry, 71(6), 754–763. http://doi.org/10.4088/JCP.08m04902pur

Faraone, S. V., Spencer, T., Aleardi, M., Pagano, C., & Biederman, J. (2004). Meta-analysis of the efficacy of methylphenidate for treating adult attention-deficit/hyperactivity disorder. Journal of Clinical Psychopharmacology, 24(1), 24–29. http://doi.org/10.1097/01.jcp.0000108984.11879.95

Fayyad, J., De Graaf, R., Kessler, R., Alonso, J., Angermeyer, M., Demyttenaere, K., . . . Jin, R. (2007). Cross–national prevalence and correlates of adult attention–deficit hyperactivity disorder. The British Journal of Psychiatry, 190(5), 402–409. http://doi.org/10.1192/bjp.bp.106.034389

First, M. B., Gibbon, M., Spitzer, R. L., Williams, J. B. W., & Benjamin, L. S. (1997). Structured clinical interview for DSM-IV axis II personality disorders (SCID-II). Washington, DC: American Psychiatric Press.

First, M. B., Spitzer, R. L., Gibbon, M., & Williams, J. B. W. (1996). Structured Clinical Interview for DSM-IV Axis I Disorders, Clinician Version (SCID-CV). Washington, D.C.: American Psychiatric Press, Inc.

Fischer, A. G., Bau, C. H., Grevet, E. H., Salgado, C. A., Victor, M. M., Kalil, K. L., . . . Belmonte-de-Abreu, P. (2007). The role of comorbid major depressive disorder in the clinical presentation of adult ADHD. Journal of Psychiatric Research, 41(12), 991–996. http://doi.org/10.1016/j.jpsychires.2006.09.008

Fossati, A., Di Ceglie, A., Acquarini, E., Donati, D., Donini, M., Novella, L., & Maffei, C. (2001). The retrospective assessment of childhood attention deficit hyperactivity disorder in adults: Reliability and validity of the Italian version of the Wender Utah Rating Scale. Comprehensive Psychiatry, 42(4), 326–336. http://doi.org/10.1053/comp.2001. 24584

Franke, B., Hoogman, M., Arias Vasquez, A., Heister, J., Savelkoul, P., Naber, M., . . . Kooij, J. (2008). Association of the dopamine transporter (SLC6A3/DAT1) gene 9–6 haplotype with adult ADHD. American Journal of Medical Genetics Part B: Neuropsychiatric Genetics, 147(8), 1576–1579. http://doi.org/10.1002/ajmg.b.30861

Galéra, C., Côté, S. M., Bouvard, M. P., Pingault, J.-B., Melchior, M., Michel, G., . . . Tremblay, R. E. (2011). Early risk factors for hyperactivity-impulsivity and inattention trajectories from age 17 months to 8 years. Archives of General Psychiatry, 68(12), 1267–1275. http://doi.org/10.1001/archgenpsychiatry.2011.138

Gillig, P. M., Gentile, J. P., & Atiq, R. (2005). Attention-deficit hyperactivity disorder in adults. Hospital Physician, Psychiatry Board Review Manual, 9(2), 1–11.

Ginsberg, Y., & Lindefors, N. (2012). Methylphenidate treatment of adult male prison inmates with attention-deficit hyperactivity disorder: Randomised double-blind placebocontrolled trial with open-label extension. The British Journal of Psychiatry, 200(1), 68–73. http://doi.org/10.1192/bjp.bp.111.092940

Golden, C.J. (1978). Stroop colour and word test: A manual for clinical and experimental uses. Chicago: Stoelting.

Gordon, M. (1982). The Gordon Diagnostic System. DeWitt, NY: Gordon Systems.

Greenberg, L. M., & Waldmant, I. D. (1993). Developmental normative data on the test of variables of attention (TOVA™). Journal of Child Psychology and Psychiatry, 34(6), 1019–1030. http://doi.org/10.1111/j.1469-7610.1993.tb01105.x

Gross-Lesch, S., Dempfle, A., Reichert, S., Jans, T., Geissler, J., Kittel-Schneider, S., . . . Jacob, C. P. (2013). Sex-and subtype-related differences in the comorbidity of adult ADHDs. Journal of Attention Disorders. Advance online publication. http://doi.org/10.1177/1087054713510353

Gualtieri, C. T., & Johnson, L. G. (2005). ADHD: Is objective diagnosis possible? Psychiatry, 2, 44–53.

Halmøy, A., Halleland, H., Dramsdahl, M., Bergsholm, P., Fasmer, O. B., & Haavik, J. (2010). Bipolar symptoms in adult attention-deficit/hyperactivity disorder: A cross-sectional study of 510 clinically diagnosed patients and 417 population-based controls. Journal of Clinical Psychiatry, 71(1), 48–57. http://doi.org/10.4088/JCP.08m04722ora

Halmøy, A., Klungsøyr, K., Skjærven, R., & Haavik, J. (2012). Pre-and perinatal risk factors in adults with attention-deficit/hyperactivity disorder. Biological Psychiatry, 71(5), 474–481. http://doi.org/10.1016/j.biopsych.2011.11.013

Halperin, J. M., & Schulz, K. P. (2006). Revisiting the role of the prefrontal cortex in the pathophysiology of attention-deficit/hyperactivity disorder. Psychological Bulletin, 132(4), 560–581. http://doi.org/10.1037/0033-2909.132.4.560

Halperin, J. M., Trampush, J. W., Miller, C. J., Marks, D. J., & Newcorn, J. H. (2008). Neuropsychological outcome in adolescents/young adults with childhood ADHD: Profiles of persisters, remitters and controls. Journal of Child Psychology and Psychiatry, 49(9), 958–966. http://doi.org/10.1111/j.1469-7610.2008.01926.x

Hervey, A. S., Epstein, J. N., & Curry, J. F. (2004). Neuropsychology of adults with attention-deficit/hyperactivity disorder: A meta-analytic review. Neuropsychology, 18(3), 485-503. http://doi.org/10.1037/0894-4105.18.3.485

Hill, J. C., & Schoener, E. P. (1996). Age-dependent decline of attention deficit hyperactivity disorder. The American Journal of Psychiatry, 153, 1143–1146. http://doi.org/10.1176/ajp.153.9.1143

Hodgkins, P., Montejano, L., Sasané, R., & Huse, D. (2011). Cost of Illness and Comorbidities in Adults Diagnosed With Attention-Deficit/Hyperactivity Disorder: A Retrospective Analysis. The Primary Care Companion to CNS Disorders, 13(2), PCC.10m01030. http://doi.org/10.4088/PCC.10m01030

Humphreys, K. L., Eng, T., & Lee, S. S. (2013). Stimulant medication and substance use outcomes: A meta-analysis. JAMA Psychiatry, 70(7), 740–749. http://doi.org/10.1001/jamapsychiatry.2013.1273

Johansson, S., Halmøy, A., Mavroconstanti, T., Jacobsen, K. K., Landaas, E. T., Reif, A., . . . Lesch, K. P. (2010). Common variants in the TPH1 and TPH2 regions are not associated with persistent ADHD in a combined sample of 1,636 adult cases and 1,923 controls from four European populations. American Journal of Medical Genetics Part B: Neuropsychiatric Genetics, 153(5), 1008–1015.

Kalbag, A. S., & Levin, F. R. (2005). Adult ADHD and substance abuse: Diagnostic and treatment issues. Substance Use & Misuse, 40(13-14), 1955–1981. http://doi. org/10.1080/10826080500294858

Kessler, R. C., Adler, L., Ames, M., Barkley, R. A., Birnbaum, H., Greenberg, P., . . . Üstün, T. B. (2005). The prevalence and effects of adult attention deficit/hyperactivity disorder on work performance in a nationally representative sample of workers. Journal of Occupational and Environmental Medicine, 47(6), 565–572. http://doi.org/10.1097/01.jom.0000166863.33541.39

Kessler, R., Adler, L., Barkley, R., Biederman, J., Conners, C., Demler, O., . . . Zaslavsky, A. (2006). The prevalence and correlates of adult ADHD in the United States: Results from the National Comorbidity Survey Replication. American Journal of Psychiatry, 163(4), 716–723. http://doi.org/10.1176/ajp.2006.163.4.716

Kessler, R. C., Green, J. G., Adler, L. A., Barkley, R. A., Chatterji, S., Faraone, S. V., . . . & Van Brunt, D. L. (2010). Structure and diagnosis of adult attention-deficit/hyperactivity disorder: Analysis of expanded symptom criteria from the Adult ADHD Clinical Diagnostic Scale. Archives of General Psychiatry, 67(11), 1168–1178. http://doi.org/10.1001/archgenpsychiatry.2010.146

Kieling, C., Goncalves, R. R., Tannock, R., & Castellanos, F. X. (2008). Neurobiology of attention deficit hyperactivity disorder. Child and Adolescent Psychiatric Clinics of North America, 17(2), 285–307. http://doi.org/10.1016/j.chc.2007.11.012

Klassen, L. J., Katzman, M. A., & Chokka, P. (2010). Adult ADHD and its comorbidities, with a focus on bipolar disorder. Journal of Affective Disorders, 124(1), 1–8. http://doi. org/10.1016/j.jad.2009.06.036

Knopik, V. S., Sparrow, E. P., Madden, P. A., Bucholz, K. K., Hudziak, J. J., Reich, W., . . . Todorov, A. (2005). Contributions of parental alcoholism, prenatal substance exposure, and genetic transmission to child ADHD risk: A female twin study. Psychological Medicine, 35(05), 625–635. http://doi.org/10.1017/S0033291704004155

Kooij, J. J., Bejerot, S., Blackwell, A., Caci, H., Casas-Brugué, M., Carpentier, P. J., . . . Asherson, P. (2010). European consensus statement on diagnosis and treatment of adult ADHD: The European Network Adult ADHD. BMC Psychiatry, 10(1), 67–91. http://doi.org/10.1186/1471-244X-10-67

Kooij, J. J., Boonstra, A. M., Swinkels, S. H. N., Bekker, E. M., de Noord, I., Buitelaar, J.

K. (2008). Reliability, validity, and utility of instruments for self-report and informant report concerning symptoms of ADHD in adult patients. Journal of Attention Disorders, 11, 445–458. http://doi.org/10.1177/1087054707299367

Kooij, J. J., Burger, H., Boonstra, A. M., Van der Linden, P. D., Kalma, L. E., & Buitelaar, J. K. (2004). Efficacy and safety of methylphenidate in 45 adults with attention-deficit/hyperactivity disorder. A randomized placebo-controlled double-blind cross-over trial. Psychological Medicine, 34(6), 973–982. http://doi.org/10.1017/S0033291703001776

Kuntsi, J., Neale, B. M., Chen, W., Faraone, S. V., & Asherson, P. (2006). The IMAGE project: Methodological issues for the molecular genetic analysis of ADHD. Behavioral & Brain Functions, 2(1), 27. http://doi.org/10.1186/1744-9081-2-27

La Malfa, G., Lassi, S., Bertelli, M., Pallanti, S., & Albertini, G. (2008). Detecting attention-deficit/hyperactivity disorder (ADHD) in adults with intellectual disability: The use of Conners' Adult ADHD Rating Scales (CAARS). Research in Developmental Disabilities, 29(2), 158–164. http://doi.org/10.1016/j.ridd.2007.02.002

Langberg, J. M., Epstein, J. N., & Graham, A. (2008). The use of organizational skills interventions in the treatment of children, adolescents and adults with ADHD. Expert Review of Neurotherapeutics, 8, 1549–1561. http://doi.org/10.1586/14737175.8.10.1549

Larsson, J.-O., Larsson, H., & Lichtenstein, P. (2004). Genetic and environmental contributions to stability and change of ADHD symptoms between 8 and 13 years of age: A longitudinal twin study. Journal of the American Academy of Child & Adolescent Psychiatry, 43(10), 1267–1275. http://doi.org/10.1097/01.chi.0000135622.05219.bf

Lecrubier, Y., Sheehan, D., Weiller, E., Amorim, P., Bonora, I., Sheehan, K. H., . . . Dunbar, G. (1997). The Mini International Neuropsychiatric Interview (MINI). A short diagnostic structured interview: Reliability and validity according to the CIDI. European Psychiatry, 12(5), 224–231. http://doi.org/10.1016/S0924-9338(97)83296-8

LeFever, G. B., Arcona, A. P., & Antonuccio, D. O. (2003). ADHD among American schoolchildren: Evidence of overdiagnosis and overuse of medication. The Scientific Review of Mental Health Practice, 2, 49–60.

Levin, F. R., Evans, S. M., Brooks, D. J., & Garawi, F. (2007). Treatment of cocaine dependent treatment seekers with adult ADHD: Double-blind comparison of methylphenidate and placebo. Drug and Alcohol Dependence, 87(1), 20–29. http://doi.org/10.1016/j.drugalcdep.2006.07.004

Levin, F. R., Evans, S. M., Brooks, D. J., Kalbag, A. S., Garawi, F., & Nunes, E. V. (2006). Treatment of methadone-maintained patients with adult ADHD: Double-blind comparison of methylphenidate, bupropion and placebo. Drug and Alcohol Dependence, 81(2), 137–148. http://doi.org/10.1016/j.drugalcdep.2005.06.012

Lezak, M. D. (1995). Neuropsychological assessment (3rd ed.). New York, NY: Oxford University Press.

Li, D., Sham, P. C., Owen, M. J., & He, L. (2006). Meta-analysis shows significant association between dopamine system genes and attention deficit hyperactivity disorder (ADHD). Human Molecular Genetics, 15(14), 2276–2284. http://doi.org/10.1093/hmg/ddl152

McIntyre, R. S., Kennedy, S. H., Soczynska, J. K., Nguyen, H. T. T., Bilkey, T. S., Woldeyohannes, H. O., … Muzina, D. J. (2010). Attention-Deficit/Hyperactivity Disorder in Adults With Bipolar Disorder or Major Depressive Disorder: Results From the International Mood Disorders Collaborative Project. Primary Care Companion to The Journal of Clinical Psychiatry, 12(3), PCC.09m00861. doi: 10.4088/PCC.09m00861gry

Mészáros, A., Czobor, P., Bálint, S., Komlósi, S., Simon, V., & Bitter, I. (2009). Pharmacotherapy of adult attention deficit hyperactivity disorder (ADHD): A meta-analysis. The International Journal of Neuropsychopharmacology, 12, 1137–1147. http://doi.org/10.1017/S1461145709990198

Millichap, J. G. (2008). Etiologic classification of attention-deficit/hyperactivity disorder. Pediatrics, 121(2), e358–e365. http://doi.org/10.1542/peds.2007-1332

Molina, B. S., Hinshaw, S. P., Swanson, J. M., Arnold, L. E., Vitiello, B., Jensen, P. S., . . . MTA Cooperative Group. (2009) The MTA at 8 years: Prospective follow-up of children treated for combined-type ADHD in a multisite study. Journal of the American Academy of Child and Adolescent Psychiatry, 48(5), 484–500. http://doi.org/10.1097/CHI.0b013e31819c23d0

MTA Cooperative Group. (1999). The Multimodal Treatment Study of Children with ADHD: A 14-month randomized clinical trial of treatment strategies for attention-deficit/hyperactivity disorder. Archives of General Psychiatry, 56(12), 1073–1086. http://doi. org/10.1001/archpsyc.56.12.1073

Murphy, K. R. (2005). Psychosocial treatments for ADHD in teens and adults: A practicefriendly review. Journal of Clinical Psychology, 61(5), 607–619. http://doi.org/10.1002/jclp.20123

Murphy, K. R., & Adler, L. A. (2004). Assessing attention-deficit hyperactivity disorder in adults: Focus on rating scales. Journal of Clinical Psychiatry, 65(3), 12–17.

Murphy, P., & Schachar, R. (2000). Use of self-ratings in the assessment of symptoms of attention deficit hyperactivity disorder in adults. American Journal of Psychiatry, 157(7), 1156–1159. http://doi.org/10.1176/appi.ajp.157.7.1156

Nierenberg, A. A., Miyahara, S., Spencer, T., Wisniewski, S. R., Otto, M. W., Simon, N., . . . STEP-BD Investigators. (2005). Clinical and diagnostic implications of lifetime attention-deficit/hyperactivity disorder comorbidity in adults with bipolar disorder: Data from the first 1000 STEP-BD participants. Biological Psychiatry, 57(11), 1467–1473. http://doi.org/10.1016/j.biopsych.2005.01.036

Nigg, J. T., & Barkley, R. A. (2014). Attention-deficit/ hyperactivity disorder. In E. J. Mash & R. A. Barkley (Eds.), Child psychopathology (3rd ed., pp. 75–144). New York, NY: Guilford Press.

Nigg, J. T., & Casey, B. (2005). An integrative theory of attention-deficit/hyperactivity disorder based on the cognitive and affective neurosciences. Development and Psychopathology, 17(03), 785–806.

Nigg, J. T., Nikolas, M., & Burt, S. A. (2010). Measured Gene-by-Environment interaction in relation to attention-deficit/hyperactivity disorder. Journal of the American Academy of Child and Adolescent Psychiatry, 49, 863–873. http://doi.org/10.1016/j.jaac.2010.01.025

Nogueira, M., Bosch, R., Valero, S., Gómez-Barros, N., Palomar, G., Richarte, V., . . . Casas, M. (2014). Early-age clinical and developmental features associated to substance use disorders in attention-deficit/hyperactivity disorder in adults. Comprehensive Psychiatry, 55(3), 639–649. http://doi.org/10.1016/j.comppsych.2013.12.002

Nutt, D. J., Fone, K., Asherson, P., Bramble, D., Hill, P., Matthews, K., . . . Young, K. (2006). Evidence-based guidelines for management of attention-deficit/hyperactivity disorder in adolescents in transition to adult services and in adults: Recommendations from the British Association for Psychopharmacology. Journal of Psychopharmacology, 21(1), 10–41. http://doi.org/10.1177/0269881106073219

Oosterloo, M., Lammers, G. J., Overeem, S., de Noord, I., & Kooij, J. J. (2006). Possible confusion between primary hypersomnia and adult attention-deficit/hyperactivity disorder. Psychiatry Research, 143(2-3), 293–297. http://doi.org/10.1016/j.psychres.2006.02.009

Osterrieth, P. A. (1944). Le test de copie d'une figure complexe; contribution à l'étude de la perception et de la mémoire [Test of copying a complex figure: Contribution to the study of perception and memory]. Archives de Psychologie, 30, 206–356.

Pearl, P. L., Weiss, R. E., & Stein, M. A. (2001). Medical Mimics. Annals of the New York Academy of Sciences, 931(1), 97–112. http://doi.org/10.1111/j.1749-6632.2001.tb05775.x

Pelham, J., William, E., Fabiano, G. A., & Massetti, G. M. (2005). Evidence-based assessment of attention deficit hyperactivity disorder in children and adolescents. Journal of Clinical Child and Adolescent Psychology, 34(3), 449–476. http://doi.org/10.1207/s15374424jccp3403_5

Philipsen, A. (2006). Differential diagnosis and comorbidity of attention-deficit/hyperactivity disorder (ADHD) and borderline personality disorder (BPD) in adults. European Archives of Psychiatry and Clinical Neuroscience, 258(3), 192–193.

Philipsen, A., Limberger, M. F., Lieb, K., Feige, B., Kleindienst, N., Ebner-Priemer, U., . . . Bohus, M. (2008). Attention-deficit hyperactivity disorder as a potentially aggravating factor in borderline personality disorder. The British Journal of Psychiatry, 192(2), 118–123. http://doi.org/10.1192/bjp.bp.107.035782

Polanczyk, G., & Rohde, L. A. (2007). Epidemiology of attention-deficit/hyperactivity disorder across the lifespan. Current Opinion in Psychiatry, 20(4), 386–392. http://doi.org/10.1097/YCO.0b013e3281568d7a

Prevatt, F., & Yelland, S. (2015). An empirical evaluation of ADHD coaching in college students. Journal of Attention Disorders, 19, 666–677.

Prince, J., & Wilens, T. (2002). Pharmacotherapy of adult ADHD. In S. Goldstein & A. Ellison (Eds.), Clinician's guide to adult ADHD (pp. 165–186). New York, NY: Academic Press.

Reimherr, F. W., Marchant, B. K., Strong, R. E., Hedges, D. W., Adler, L., Spencer, T. J., . . . Soni, P. (2005). Emotional dysregulation in adult ADHD and response to atomoxetine. Biological Psychiatry, 58(2), 125–131. http://doi.org/10.1016/j.biopsych.2005.04.040

Riccio, C. A., Wolfe, M., Davis, B., Romine, C., George, C., & Donghyung, L. (2005). Attention deficit hyperactivity disorder: Manifestation in adulthood. Archives of Clinical Neuropsychology, 20, 249–269. http://doi.org/10.1016/j.acn.2004.07.005

Robison, L. M., Sclar, D. A., & Skaer, T. L. (2005). Datapoints: Trends in ADHD and stimulant use among adults: 1995-2002. Psychiatric Services, 56(12), 1497–1497. http://doi.org/10.1176/appi.ps.56.12.1497

Rostain, A. L. (2008). Attention deficit/hyperactivity disorder in adults: Evidence-based recommendations for management. Postgraduate Medicine, 120(3), 27–38. http://doi.org/10.3810/pgm.2008.09.1905

Rostain, A. L., & Ramsay, J. R. (2006). A combined treatment approach for adults with ADHD: Results of an open study of 43 patients. Journal of Attention Disorders, 10(2), 150–159. http://doi.org/10.1177/1087054706288110

Rugino, T. A., & Samsock, T. C. (2003). Modafinil in children with attention-deficit hyperactivity disorder. Pediatric Neurology, 29(2), 136–142. http://doi.org/10.1016/S0887-8994(03)00148-6

Rutter, M., Cox, A., Tupling, C., Berger, M., & Yule, W. (1975). Attainment and adjustment in two geographical areas: The prevalence of psychiatric disorder. British Journal of Psychiatry, 126, 493–509. http://doi.org/10.1192/bjp.126.6.493

Safren, S. A., Duran, P., Yovel, I., Perlman, C. A., & Sprich, S. (2007). Medication adherence in psychopharmacologically treated adults with ADHD. Journal of Attention Disorders, 10(3), 257–260. http://doi.org/10.1177/1087054706292165

Safren, S. A, Otto, M W., Sprich, S., Winett, C. L., Wilens, T. E., & Biederman, J. (2005). Cognitive-behavioral therapy for ADHD in medication-treated adults with continued symptoms. Behavior Research and Therapy, 43(7), 831–842. http://doi.org/10.1016/j.brat.2004.07.001

Sagvolden, T., Johansen, E. B., Aase, H., & Russell, V. A. (2005). A dynamic developmental theory of attention-deficit/hyperactivity disorder (ADHD) predominantly hyperactive/impulsive and combined subtypes. Behavioral and Brain Sciences, 28(3), 397–418. http://doi.org/10.1017/S0140525X05000075

Sahakian, B. J., Morris, R. G., Evenden, J. L., Heald, A., Levy, R., Philpot, M., & Robbins, T. W. (1988). A comparative study of visuospatial memory and learning in Alzheimertype dementia and Parkinson's disease. Brain, 111, 695–718. http://doi.org/10.1093/brain/111.3.695

Schneider, M., Retz, W., Coogan, A., Thome, J., & Rösler, M. (2006). Anatomical and functional brain imaging in adult attention-deficit/hyperactivity disorder (ADHD): A neurological view. European Archives of Psychiatry and Clinical Neuroscience, 256(1), i32–i41. http://doi.org/10.1007/s00406-006-1005-3

Schoechlin, C., & Engel, R. R. (2005). Neuropsychological performance in adult attentiondeficit hyperactivity disorder: Meta-analysis of empirical data. Archives of Clinical Neuropsychology, 20(6), 727–744. http://doi.org/10.1016/j.acn.2005.04.005

Schubiner, H., Downey, K. K., Arfken, C. L., Johanson, C. E., Schuster, C. R., Lockhart, N., . . . Pihlgren, E. (2002). Double-blind placebo-controlled trial of methylphenidate in the treatment of adult ADHD patients with comorbid cocaine dependence. Experimental and Clinical Psychopharmacology, 10(3), 286-294. http://doi.org/10.1037/1064-

1297.10.3.286

Seidman, L. J., Valera, E. M., Makris, N., Monuteaux, M. C., Boriel, D. L., Kelkar, K., . . . Aleardi, M. (2006). Dorsolateral prefrontal and anterior cingulate cortex volumetric abnormalities in adults with attention-deficit/hyperactivity disorder identified by magnetic resonance imaging. Biological Psychiatry, 60(10), 1071–1080. http://doi.org/10.1016/j.biopsych.2006.04.031

Shaw, M., Hodgkins, P., Caci, H., Young, S., Kahle, J., Woods, A. G., & Arnold, L. E. (2012). A systematic review and analysis of long-term outcomes in attention deficit hyperactivity disorder: Effects of treatment and non-treatment. BMC Medicine, 10(1), 99–114. http://doi.org/10.1186/1741-7015-10-99

Shier, A. C., Reichenbacher, T., Ghuman, H. S., & Ghuman, J. K. (2013). Pharmacological treatment of attention deficit hyperactivity disorder in children and adolescents: Clinical strategies. Journal of Central Nervous System Disease, 5, 1–17.

Sibley, M. H., Kuriyan, A. B., Evans, S. W., Waxmonsky, J. G., & Smith, B. H. (2014). Pharmacological and psychosocial treatments for adolescents with ADHD: An updated systematic review of the literature. Clinical Psychology Review, 34(3), 218–232. http://doi.org/10.1016/j.cpr.2014.02.001

Simon, V., Czobor, P., Bálint, S., Mészáros, Á., & Bitter, I. (2009). Prevalence and correlates of adult attention-deficit hyperactivity disorder: Meta-analysis. The British Journal of Psychiatry, 194, 204–211. http://doi.org/10.1192/bjp.bp.107.048827

Sinha, G. (2005). Training the brain. Cognitive therapy as an alternative to ADHD drugs. Scientific American, 293(1), 22–23.

Solanto, M. V., Arnsten, A. F. T., & Castellanos, F. X. (2001). Stimulant drugs and ADHD: Basic and clinical neuroscience. New York, NY: Oxford University Press.

Solanto, M. V., Marks, D. J., Mitchell, K. J., Wasserstein, J., & Kofman, M. D. (2008). Development of a new psychosocial treatment for adult ADHD. Journal of Attention Disorders, 11(6), 728–736. http://doi.org/10.1177/1087054707305100

Solanto, M. V., Marks, D. J., Wasserstein, J., Mitchell, K., Abikoff, H., Alvir, J. M. J., & Kofman, M. D. (2010). Efficacy of meta-cognitive therapy for adult ADHD. American Journal of Psychiatry, 167(8), 958–968. http://doi.org/10.1176/appi.ajp.2009.09081123

Spencer, T. J., & Adler, L. A. (2004). Diagnostic approaches to adult attention-deficit/hyperactivity disorder. Primary Psychiatry, 11(7), 49–53.

Spencer, T., & Biederman, J. (2002). Non-stimulant treatment for attention-deficit/hyperactivity disorder. Journal of Attention Disorders, 6(Suppl 1), S108–S119.

Spencer, T., Biederman, J., Wilens, T., Doyle, R., Surman, C., Prince, J., . . . Faraone, S. (2005). A large, double-blind, randomized clinical trial of methylphenidate in the treatment of adults with attention-deficit/hyperactivity disorder. Biological Psychiatry, 57, 456–463. http://doi.org/10.1016/j.biopsych.2004.11.043

Spencer, T., Biederman, J., Wilens, T. E., Faraone, S. V., Prince, J., Gerard, K., . . . Bearman, S. K. (2001). Efficacy of a mixed amphetamine salts compound in adults with attentiondeficit/hyperactivity disorder. Archives of General Psychiatry, 58, 775–782. http://doi. org/10.1001/archpsyc.58.8.775

Spencer, T., Wilens, T. E., Biederman, J., Faraone, S. V., Ablon, J. S., & Lapey, K. A. (1995). A double blind, crossover comparison of methylphenidate and placebo and adults with childhood onset attention deficit hyperactivity disorder. Archives of General Psychiatry, 52, 434–443. http://doi.org/10.1001/archpsyc.1995.03950180020004

Spies, R. A., Carlson, J. F., & Geisinger, K. F. (2010). The Eighteenth Mental Measurements Yearbook. Lincoln, NE: Buros Institute of Mental Measurements.

Stroop, J. R. (1935). Studies of interference in serial verbal reactions. Journal of Experimental Psychology, 18(6), 643–662. http://doi.org/10.1037/h0054651

Surman, C. B. (2013). Clinical assessment of ADHD in adults. In C. Surman (Ed.), ADHD in adults: A practical guide to evaluation and management (pp. 19–44). New York, NY: Humana Press.

Swanson, J. M., Arnold, L. E., Vitiello, B., Abikoff, H. B., Wells, K. C., Pelham, W. E., . . . MTA Group. Multimodal treatment of children with attention deficit hyperactivity disorder. (2002). Response to commentary on the multimodal treatment study of ADHD (MTA): Mining the meaning of the MTA. Journal of Abnormal Child Psychology, 30(4), 327–332. http://doi.org/10.1023/A:1015709706388

Swanson, J. M., & Volkow, N. D. (2002). Pharmacokinetic and pharmacodynamic properties of stimulants: Implications for the design of new treatments for ADHD. Behavioral and Brain Research, 130(1-2), 73–78. http://doi.org/10.1016/S0166-4328(01)00433-8

Taylor, E. (2011). Antecedents of ADHD: A historical account of diagnostic concepts. ADHD Attention Deficit and Hyperactivity Disorders, 3(2), 69–75. http://doi.org/10.1007/s12402-010-0051-x

Taylor, A., Deb, S., & Unwin, G. (2011). Scales for the identification of adults with attention deficit hyperactivity disorder (ADHD): A systematic review. Research in Developmental Disabilities, 32, 924–938. http://doi.org/10.1016/j.ridd.2010.12.036

Tenenbaum, S., Paull, J. C., Sparrow, E. P., Dodd, D. K., & Green, L. (2002). An experimental comparison of Pycnogenol® and methylphenidate in adults with Attention-Deficit/Hyperactivity Disorder (ADHD). Journal of Attention Disorders, 6(2), 49–60. http://doi.org/10.1177/108705470200600201

Thapar, A., Cooper, M., Eyre, O., & Langley, K. (2013). Practitioner review: What have we learnt about the causes of ADHD? Journal of Child Psychology and Psychiatry, 54(1), 3–16. http://doi.org/10.1111/j.1469-7610.2012.02611.x

Torgersen, T., Gjervan, B., & Rasmussen, K. (2006). ADHD in adults: A study of clinical characteristics, impairment and comorbidity. Nordic Journal of Psychiatry, 60(1), 38–43. http://doi.org/10.1080/08039480500520665

Torgersen, T., Gjervan, B., & Rasmussen, K. (2008). Treatment of adult ADHD: Is current knowledge useful to clinicians? Neuropsychiatric Disease and Treatment, 4(1), 177–186. http://doi.org/10.2147/NDT.S1223

Trenerry, M., Crosson, B., Deboe, J., & Leber, W. (1989). Stroop Neuropsychological Screening Test. Odessa, FL: Psychological Assessment Resources.

Tripp, G., & Wickens, J. R. (2008). Research review: Dopamine transfer deficit: A neurobiological theory of altered reinforcement mechanisms in ADHD. Journal of Child Psychology and Psychiatry, 49(7), 691–704. http://doi.org/10.1111/j.1469-7610. 2007.01851.x

van den Berg, S. M., Willemsen, G., de Geus, E. J., & Boomsma, D. I. (2006). Genetic etiology of stability of attention problems in young adulthood. American Journal of Medical Genetics Part B: Neuropsychiatric Genetics, 141(1), 55–60. http://doi.org/10.1002/ajmg.b.30251

Vidal-Estrada, R., Bosch-Munso, R., Nogueira-Morais, M., Casas-Brugue,

M., & Ramos-Quiroga, J. A. (2012). Psychological treatment of attention deficit hyperactivity disorder in adults: A systematic review. Actas Espanolas de Psiquoatria, 40(3), 147–154.

Volkow, N. D., Fowler, J. S., Wang, G., Ding, Y., & Gatley, S. J. (2002). Mechanism of action of methylphenidate: Insights from PET imaging studies. Journal of Attention Disorders, 6(1), S31–S43.

Waite, R., & Ramsay, J. R. (2010). Adults with ADHD: Who are we missing? Issues in Mental Health Nursing, 31, 670–678. http://doi.org/10.3109/01612840.2010.496137

Wechsler, D. (2008). Wechsler Adult Intelligence Scale – Fourth Edition (WAIS–IV). San Antonio, TX: NCS Pearson.

Wechsler, D. (2009). Wechsler Memory Scale—Fourth Edition (WMS–IV) technical and interpretive manual. San Antonio, TX: Pearson.

Weiss, M., Safren, S. A., Solanto, M. V., Hechtman, L., Rostain, A. L., Ramsay, J. R., Murray, C. (2008). Research Forum on Psychological Treatment of Adults With ADHD. Journal of Attention Disorders, 11, 642–665. http://doi.org/10.1177/1087054708315063

Weiss, M., Trokenberg-Hechtman, L. T., & Weiss, G. (1999). ADHD in adulthood: A guide to current theory, diagnosis, and treatment. Baltimore, MD: Johns Hopkins University Press.

Weiss, M., & Weiss, J. R. (2004). A guide to the treatment of adults with ADHD. Journal of Clinical Psychology, 65(Suppl 3), 27–37.

Wender, P. H., Wolf, L. E., & Wasserstein, J. (2001). Adults with ADHD. Annals of the New York Academy of Sciences, 931(1), 1–16. http://doi.org/10.1111/j.1749-6632.2001. tb05770.x

Weyandt, L. L., & DuPaul, G. (2006). ADHD in college students. Journal of Attention Disorders, 10(1), 9–19. http://doi.org/10.1177/ 1087054705286061

Wiggins, D., Singh, K., Getz, H. G., & Hutchins, D. E. (1999). Effects of brief group intervention for adults with attention deficit/hyperactivity disorder. Journal of Mental Health Counseling, 21, 82–92.

Wilens, T. E. (2004). Impact of ADHD and its treatment on substance abuse in adults. Journal of Clinical Psychiatry, 65, 38–45.

Wilens, T. E., Adler, L. A., Weiss, M. D., Michelson, D., Ramsey, J. L., Moore, R. J., . . . Levine, L. R. (2008). Atomoxetine treatment of adults with ADHD and comorbid alcohol use disorders. Drug and Alcohol Dependence, 96(1), 145–154. http://doi. org/10.1016/j.drugalcdep. 2008.02.009

Wilens, T. E., Biederman, J., Faraone, S. V., Martelon, M., Westerberg, D., & Spencer, T. J. (2009). Presenting ADHD symptoms, subtypes, and comorbid disorders in clinically referred adults with ADHD. Journal of Clinical Psychiatry, 70, 1557–1562. http://doi. org/10.4088/JCP.08m04785pur

Wilens, T. E., Faraone, S. V., Biederman, J., & Gunawardene, S. (2003). Does stimulant therapy of attention-deficit/hyperactivity disorder beget later substance abuse? A metaanalytic review of the literature. Pediatrics, 111(1), 179–185. http://doi.org/10.1542/peds.111.1.179

Wilens, T. E., McBurnett, K., Bukstein, O., McGough, J., Greenhill, L., Lerner, M., . . . Lynch, J. M. (2006) Multisite controlled study of OROS methylphenidate in the treatment of adolescents with attention-deficit/hyperactivity disorder. Archives of Pediatrics and Adolescent Medicine, 160(1), 82–90. http://doi.org/10.1001/archpedi.160.1.82

Wilens, T. E., Prince, J. B., Spencer, T., Van Patten, S. L., Doyle, R., Girard, K., . . . Biederman, J. (2003). An open trial of bupropion for the treatment of adults with atten-tion-deficit/hyperactivity disorder and bipolar disorder. Biological Psychiatry, 54(1), 9–16. http://doi.org/10.1016/S0006-3223(02)01664-5

Wilens, T., Spencer, T., & Biederman, J. (2002). A review of the pharmacotherapy of adults with attention-deficit/hyperactivity disorder. Journal of Attention Disorders, 5, 189–202. http://doi.org/10.1177/108705470100500401

Wolraich, M. L., Brown, L., Brown, R. T., DuPaul, G. J., Earls, M., Feldman, H. M., . . . Visser, S. (2011). ADHD: Clinical practice guideline for the diagnosis, evaluation, and treatment of Attention-Deficit/Hyperactivity Disorder in children and adolescents. Pediatrics, 128(5), 1007–1022. http://doi.org/10.1542/peds.2011-2654

World Health Organization. (2014). ICD-10-CM international classification of diseases, clinical modification. Geneva, Italy: Author.

Zuvekas, S. H., & Vitiello, B. (2012). Stimulant medication use in children: A 12-year perspective. The American Journal of Psychiatry, 169(2), 160–166. http://doi.org/10.1176/appi.ajp.2011.11030387